全国中医药行业中等职业教育"十三五"规划教材

病理学基础

（第二版）

（供中医、护理、农村医学、中医康复保健、中医养生康复专业用）

主　编◎李　夏　贾贵兰

中国中医药出版社
·北　京·

图书在版编目（CIP）数据

病理学基础 / 李夏，贾贵兰主编 . —2 版 . —北京：中国中医药出版社，2018.8
全国中医药行业中等职业教育"十三五"规划教材
ISBN 978 – 7 – 5132 – 4904 – 1

Ⅰ . ①病… Ⅱ . ①李… ②贾… Ⅲ . ①病理学—中等专业学校—教材 Ⅳ . ① R36

中国版本图书馆 CIP 数据核字（2018）第 079079 号

中国中医药出版社出版

北京市朝阳区北三环东路 28 号易亨大厦 16 层
邮政编码 100013
传真 010–64405750
保定市西城胶印有限公司印刷
各地新华书店经销

开本 787×1092 1/16 印张 10 字数 206 千字
2018 年 8 月第 2 版 2018 年 8 月第 1 次印刷
书号 ISBN 978 – 7 – 5132 – 4904 – 1

定价 40.00 元
网址 www.cptcm.com

社 长 热 线 010–64405720
购 书 热 线 010–89535836
维 权 打 假 010–64405753

微信服务号 zgzyycbs
微商城网址 https://kdt.im/LIdUGr
官 方 微 博 http://e.weibo.com/cptcm
天猫旗舰店网址 https://zgzyycbs.tmall.com

如有印装质量问题请与本社出版部联系（010–64405510）

李伏君（千金药业有限公司技术副总经理）

李灿东（福建中医药大学校长）

李建民（黑龙江中医药大学佳木斯学院教授）

李景儒（黑龙江省计划生育科学研究院院长）

杨佳琦（杭州市拱墅区米市巷街道社区卫生服务中心主任）

吾布力·吐尔地（新疆维吾尔医学专科学校药学系主任）

吴　彬（广西中医药大学护理学院院长）

宋利华（连云港中医药高等职业技术学院教授）

迟江波（烟台渤海制药集团有限公司总裁）

张美林（成都中医药大学附属针灸学校党委书记）

张登山（邢台医学高等专科学校教授）

张震云（山西药科职业学院党委副书记、院长）

陈　燕（湖南中医药大学附属中西医结合医院院长）

陈玉奇（沈阳市中医药学校校长）

陈令轩（国家中医药管理局人事教育司综合协调处副主任科员）

周忠民（渭南职业技术学院教授）

胡志方（江西中医药高等专科学校校长）

徐家正（海口市中医药学校校长）

凌　娅（江苏康缘药业股份有限公司副董事长）

郭争鸣（湖南中医药高等专科学校校长）

郭桂明（北京中医医院药学部主任）

唐家奇（广东湛江中医学校教授）

曹世奎（长春中医药大学招生与就业处处长）

龚晋文（山西卫生健康职业学院/山西省中医学校党委副书记）

董维春（北京卫生职业学院党委书记）

谭　工（重庆三峡医药高等专科学校副校长）

潘年松（遵义医药高等专科学校副校长）

赵　剑（芜湖绿叶制药有限公司总经理）

梁小明（江西博雅生物制药股份有限公司常务副总经理）

龙　岩（德生堂医药集团董事长）

中医药职业教育是我国现代职业教育体系的重要组成部分，肩负着培养新时代中医药行业多样化人才、传承中医药技术技能、促进中医药服务健康中国建设的重要职责。为贯彻落实《国务院关于加快发展现代职业教育的决定》（国发〔2014〕19号）、《中医药健康服务发展规划（2015—2020年）》（国办发〔2015〕32号）和《中医药发展战略规划纲要（2016—2030年）》（国发〔2016〕15号）（简称《纲要》）等文件精神，尤其是实现《纲要》中"到2030年，基本形成一支由百名国医大师、万名中医名师、百万中医师、千万职业技能人员组成的中医药人才队伍"的发展目标，提升中医药职业教育对全民健康和地方经济的贡献度，提高职业技术院校学生的实际操作能力，实现职业教育与产业需求、岗位胜任能力严密对接，突出新时代中医药职业教育的特色，国家中医药管理局教材建设工作委员会办公室（以下简称"教材办"）、中国中医药出版社在国家中医药管理局领导下，在全国中医药职业教育教学指导委员会指导下，总结"全国中医药行业中等职业教育'十二五'规划教材"建设的经验，组织完成了"全国中医药行业中等职业教育'十三五'规划教材"建设工作。

中国中医药出版社是全国中医药行业规划教材唯一出版基地，为国家中医中西医结合执业（助理）医师资格考试大纲和细则、实践技能指导用书、全国中医药专业技术资格考试大纲和细则唯一授权出版单位，与国家中医药管理局中医师资格认证中心建立了良好的战略伙伴关系。

本套教材规划过程中，教材办认真听取了全国中医药职业教育教学指导委员会相关专家的意见，结合职业教育教学一线教师的反馈意见，加强顶层设计和组织管理，是全国唯一的中医药行业中等职业教育规划教材，于2016年启动了教材建设工作。通过广泛调研、全国范围遴选主编，又先后经过主编会议、编写会议、定稿会议等环节的质量管理和控制，在千余位编者的共同努力下，历时1年多时间，完成了50种规划教材的编写工作。

本套教材由50余所开展中医药中等职业教育院校的专家及相关医院、医药企业等单位联合编写，中国中医药出版社出版，供中等职业教育院校中医（针灸推拿）、中药、护理、农村医学、康复技术、中医康复保健6个专业使用。

本套教材具有以下特点：

1. 以教学指导意见为纲领，贴近新时代实际

注重体现新时代中医药中等职业教育的特点，以教育部新的教学指导意

见为纲领，注重针对性、适用性以及实用性，贴近学生、贴近岗位、贴近社会，符合中医药中等职业教育教学实际。

2. 突出质量意识、精品意识，满足中医药人才培养的需求

注重强化质量意识、精品意识，从教材内容结构设计、知识点、规范化、标准化、编写技巧、语言文字等方面加以改革，具备"精品教材"特质，满足中医药事业发展对于技术技能型、应用型中医药人才的需求。

3. 以学生为中心，以促进就业为导向

坚持以学生为中心，强调以就业为导向、以能力为本位、以岗位需求为标准的原则，按照技术技能型、应用型中医药人才的培养目标进行编写，教材内容涵盖资格考试全部内容及所有考试要求的知识点，满足学生获得"双证书"及相关工作岗位需求，有利于促进学生就业。

4. 注重数字化融合创新，力求呈现形式多样化

努力按照融合教材编写的思路和要求，创新教材呈现形式，版式设计突出结构模块化，新颖、活泼、图文并茂，并注重配套多种数字化素材，以期在全国中医药行业院校教育平台"医开讲－医教在线"数字化平台上获取多种数字化教学资源，符合职业院校学生认知规律及特点，以利于增强学生的学习兴趣。

本套教材的建设，得到国家中医药管理局领导的指导与大力支持，凝聚了全国中医药行业职业教育工作者的集体智慧，体现了全国中医药行业齐心协力、求真务实的工作作风，代表了全国中医药行业为"十三五"期间中医药事业发展和人才培养所做的共同努力，谨此向有关单位和个人致以衷心的感谢！希望本套教材的出版，能够对全国中医药行业职业教育教学的发展和中医药人才的培养产生积极的推动作用。需要说明的是，尽管所有组织者与编写者竭尽心智，精益求精，本套教材仍有一定的提升空间，敬请各教学单位、教学人员及广大学生多提宝贵意见和建议，以便今后修订和提高。

国家中医药管理局教材建设工作委员会办公室

全国中医药职业教育教学指导委员会

2018 年 1 月

《病理学基础》
编 委 会

主 编

李 夏（山西卫生健康职业学院／山西省中医学校）

贾贵兰（西宁卫生职业技术学校）

副主编

苑光军（黑龙江中医药大学）

张冬云（南阳医学高等专科学校）

陶 黎（安阳职业技术学院）

编 委（以姓氏笔画为序）

王 欢（黑龙江农垦职业学院）

匡冠丫（湖北中医药高等专科学校）

刘 洋（哈尔滨市卫生学校）

张弘珏（曲阜中医药学校）

侯文艳（山西卫生健康职业学院／山西省中医学校）

　　《病理学基础》是"全国中医药行业中等职业教育'十三五'规划教材"之一。本教材编写适逢中共中央国务院印发《中医药健康服务发展规划（2015—2020年）》和《中医药发展战略规划纲要（2016—2030年）》，国家中医药管理局教材建设工作委员会办公室、全国中医药职业教育教学指导委员会落实和实施《关于加快发展中医药现代职业教育的意见》和《中医药现代职业教育体系建设规划（2015—2020年）》精神，统一规划、宏观指导，启动组织"全国中医药行业中等职业教育'十三五'规划教材"建设工作，中国中医药出版社组织全国中医药中等职业学校联合编写，供中医药中等职业教育中医、护理、农村医学、中医康复保健、中医养生康复专业教学使用。

　　未来国家中医药事业发展，需要高素质应用型职业技能人才的支撑。因此，本教材在编写过程中，以需求为导向，注重对接岗位职业能力要求；以目标为导向，注重达成人才培养目标；以问题为导向，注重贴近学生学习过程中的难点。本着实用、够用原则，精炼编委们丰富的教学经验，通过内容规范化、结构模块化、素材数字化，使教材具有思想性、实用性、启发性、适用性等，完成各相关执业资格考试大纲内容所需基础知识的准备与对接，以实现现代职业教育与大数据时代互联网$^+$信息技术的广泛结合，发挥中医药职业教育对全民健康需求的应有作用。

　　本教材涵盖病理学和病理生理学内容。编写分工为李夏、贾贵兰、侯文艳负责模块一，陶黎负责模块二及模块六之项目一、项目二与附录，王欢负责模块三及模块六之项目五、项目七，苑光军负责模块五及模块十，张冬云负责模块六之项目三与模块八，匡冠丫负责模块七与模块九，张弘珏负责模块六之项目四，刘洋负责模块六之项目六。本教材模块一主要介绍病理学基础绪论与疾病概论。模块二至模块五为病理学总论，着重阐述不同疾病发生发展的共同规律，其中包括细胞和组织的适应、损伤与修复，局部血液循环障碍，炎症，肿瘤等。模块六为病理学各论，着重研究不同疾病的特殊规律，汇总介绍了心血管系统、呼吸系统、消化系统及泌尿系统等常见疾病的病因、发病机制、病理变化、临床病理联系及结局等。模块七到模块十为病理生理学部分，阐述不同疾病过程中共同的基本病理过程，主要介绍水、电解质代谢紊乱，发热，缺氧，休克等常见病理过程。

　　编写过程中，编委们参考了全国中医药行业中等职业教育"十二五"规划教材的精彩内容。在此，谨向该教材全体编委教师致以衷心感谢！

由于水平有限，若出现不足之处，欢迎使用本教材的教师和同学们提出宝贵意见，以便再版时更正。

《病理学基础》编委会

2018 年 5 月

第三部分　病理生理学

第一部分　导　论

扫一扫，看课件

绪论与疾病概论

【学习目标】

1. 掌握病理学、病理生理学、疾病和病理过程的概念，病理学的研究方法。

2. 熟悉病理学的内容及在医学中的地位；疾病发展过程中的规律、经过与转归；病理生理学的地位及学习方法。

3. 了解疾病的发生原因及发病机制。

项目一　病理学绪论

案例导入

女性患者，37岁，单位体检时诊断：宫颈刮片检查见少量异型细胞，建议复查。随后该患者到医院复查，医生取活检送病理科做病理检验。病理检验诊断：子宫颈上皮中度异型增生，建议随访。

问题：

1. 医生取活检的目的是什么？

2. 你了解医院的病理科吗？

病理学基础包括病理学（pathology）和病理生理学（pathophysiology）两部分。病理

1

学主要侧重从形态结构变化的角度来观察和研究疾病的病因、发病机制，以及病理变化与临床表现的联系。病理生理学主要侧重从功能和代谢变化的角度来研究疾病的发生与发展规律。学习病理学基础可以为学习、研究临床各科的疾病奠定基础，为解释疾病的临床表现、诊疗、护理和预后提供理论依据。

一、病理学概念及其任务

病理学（pathology）是研究疾病的病因、发病机制，患病机体在形态、结构上的各种病理变化、转归和结局的一门医学基础学科。病理学的任务是运用各种方法研究、揭示疾病的本质和发生发展规律，为疾病的防治提供科学的理论基础。机体在致病因子和自身反应功能的相互作用下，相应器官、组织发生形态结构的改变，这是研究和认识疾病的重要依据。因此，病理学是临床医疗实践中诊断疾病并为治疗提供依据的重要学科之一。

二、病理学的内容

病理学包括总论和各论两部分。总论着重阐述不同疾病发生发展的共同规律，其中包括细胞和组织的适应、损伤与修复，局部血液循环障碍，炎症，肿瘤等。各论着重研究不同疾病的特殊规律，汇总介绍了心血管系统、呼吸系统、消化系统及泌尿系统的常见疾病。病理学总论和各论的知识是密切相关的，是共性与个性间的关系。了解疾病的共同规律有利于认识疾病的特殊规律，而具体疾病特殊规律的总结和归纳又可深化对共同规律的理解，二者相辅相成，不可偏废。如肺炎与肾小球肾炎都存在炎症这个病理过程，但其发生原因、发生机制，以及病变器官形态结构的病理变化特征、转归和临床病理表现的不同，构成了每一个疾病的特殊规律。

三、病理学在医学中的地位和作用

1. 医学教育地位　病理学是一门重要的医学基础学科，是基础医学与临床医学之间的桥梁学科。学习病理学，要以解剖学、组织胚胎学、生理学、生物化学、微生物学和免疫学等学科的知识为基础，并为以后的临床医学课程，如内科学、外科学、妇产科、儿科学等的学习奠定一定的基础，具有承前启后的作用。

2. 临床诊治地位　病理学诊断是临床上很多疾病诊断的最终依据。虽然医学实验室检测、内镜检查、影像学诊断等技术突飞猛进，在疾病的发现和定性上起着重要的作用，但很多疾病，仍然需要病理学检查做出诊断，如活体组织检查、细胞学检查、尸体解剖等，可直接对疾病做出最终明确诊断，指导临床对疾病的治疗。

3. 医学科学研究地位　病理学是医学科学研究中重要的研究领域，如应用蛋白质和核酸等分子生物学技术研究疾病发生发展的过程，研究心、脑血管疾病及恶性肿瘤等重大疾病的机制，都与病理学的内容有关。

总之，病理学在临床疾病诊疗和科学研究上都扮演着极其重要的角色。

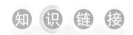

病理学的发展

18 世纪，意大利医学家莫尔加尼经过多年对数百例尸体解剖的观察，认为器官解剖学的变化可以反映疾病的性质和症状产生的原因，由此创立了器官病理学，标志着病理形态学发展的开端。德国病理学家魏尔啸通过显微镜观察，深入了解病变组织、细胞，首创了细胞病理学。近年来，超微病理学、免疫病理学、遗传病理学等学科的出现，标志着病理学研究已进入形态与功能、代谢相结合的新的历史时期，这使我们对疾病有了更深入的理解。

四、病理学的研究方法

（一）人体病理学的诊断和研究方法

1. 尸体解剖（autopsy） 简称尸检，对死亡者的遗体进行病理解剖。其目的是通过肉眼观察和显微镜观察，系统地检查全身各脏器、组织的病理变化，结合临床病史，做出全面的疾病诊断。这对查明死亡原因、验证诊断和治疗是否正确、总结经验教训、提高医疗水平及解决医疗纠纷等起着十分重要的作用。因此，尸体解剖作为医学科学研究的重要手段，对推动医学发展起着很重要的作用。

2. 活体组织检查（biopsy） 根据临床需要，用钳取、局部切取、细针穿刺等手术方法，从患者病变部位取组织进行病理检查，确立诊断，称为活体组织检查，简称活检。是迄今诊断疾病最可靠的方法。取下的活检标本经肉眼及显微镜观察，可及时准确地进行病理诊断、指导治疗及判断预后（如肿瘤患者）。还可根据手术需要，应用快速冰冻切片法，在 15 ~ 20 分钟内进行快速病理诊断（主要诊断良、恶性病变），以供临床医生决定手术范围。

3. 脱落细胞学检查 通过采集病变处的细胞，涂片染色后进行病理诊断。细胞的来源一般是患者的痰液、尿液、胃液或阴道分泌物中的细胞，还可以来自胸、腹水中或破溃的肿瘤表面等处。此研究方法操作简便，近年来已广泛应用于临床诊断及防癌普查，特别是肿瘤普查和高危患者的筛选。

（二）实验病理学研究方法

1. 动物实验 根据研究者的需要，运用动物实验方法，在动物身上复制人类某些疾病的模型，进行观察研究，了解疾病的病因、病理变化、疾病的转归，以及治疗疾病的药物疗效等。动物实验还可以弥补人体观察之局限及不足，并可与人体疾病进行对照研究。但是，由于动物与人之间存在许多差异，因此，不能将动物实验的结果直接应用于人体。

2. 组织和细胞培养　根据研究目的，将人体某种组织或细胞分离出来，用适宜的培养基在体外进行培养，以观察其形态和功能、代谢变化的研究方法，如肿瘤的生长、细胞的癌变等。由于这种研究方法的针对性强、条件易于控制、周期短、组织细胞来源丰富，因而已广泛应用于病理学的研究范围。

项目二　病理生理学绪论

病理生理学（pathophysiology）是研究疾病发生发展过程中功能和代谢变化规律及其机制的一门医学基础学科。病理生理学的主要任务是揭示疾病的本质，为建立有效的疾病诊疗和预防策略提供理论和实验依据。

一、病理生理学的内容

本教材病理生理学内容分为疾病概论和基本病理过程两部分。疾病概论主要介绍疾病概念、疾病发生、发展的原因、基本机制和转归。基本病理过程主要阐述不同疾病过程中共同的功能和代谢变化规律，主要介绍水、电解质代谢紊乱，发热，缺氧，休克等常见病理过程。

二、病理生理学在医学中的地位

病理生理学是联系基础医学与临床医学的桥梁学科。学习并运用病理生理学知识可以分析疾病变化，指导和改进对临床疾病的诊断与治疗。

三、病理生理学的学习方法

病理生理学的教学内容与生理学（注重正常机体功能）、生物化学（注重正常机体代谢）、病理学（注重患病机体形态改变）和内科学（注重疾病的临床表现和诊断治疗）等课程联系密切，学习时要温习相关内容，融会贯通，要运用辩证的思维和方法，在理解的基础上加强记忆。

四、病理生理学的发展简史

1879 年，病理生理学在俄国正式开设。20 世纪 50 年代，病理生理学在我国创建。到目前为止，其教学、科研等方面取得了丰硕的成果。

项目三　疾病概论

📖 **案例导入**

女性患者，55 岁。感冒一周后出现咳嗽、咳痰，呼吸困难，口唇发紫，全身无力。经检查发现，体温 39.2℃，肺部可闻及湿啰音。

问题：

1.该患者存在哪几种病理过程？

2.该患者可能的疾病诊断是什么？

3.引起该疾病的原因是什么？

一、疾病的概念

（一）疾病

疾病（disease）是在一定病因作用下，机体自稳调节紊乱而导致的异常生命活动过程。正常机体在不断变化的内外环境中，通过神经、体液的调节，使各系统、器官、组织和细胞的功能和代谢维持在正常范围，保持内环境的相对稳定，称为自稳态。疾病发生时，机体的自稳调节功能紊乱，组织细胞代谢、功能和形态结构的改变，出现各种临床症状、体征和社会行为的异常，称为疾病。症状是指患者主观上的异常感觉，如疼痛、畏寒、鼻塞、恶心、呕吐等；体征是指疾病的客观表现，可以通过临床检查确定，如肺部啰音、心脏杂音、体温升高、脉搏加快、白细胞增多等。社会行为异常是指疾病时的各种变化，不同程度地影响着患者的劳动能力和对环境的适应能力。

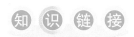 知 识 链 接

健康与亚健康

人们常常认为不生病就是健康（health），此种观点是不全面的。世界卫生组织（WHO）提出：健康不仅是没有疾病和病痛，而是躯体上、精神上和社会适应方面处于完好状态。即身体健康是指拥有健壮的体魄；精神心理健康是指能够依照个体对环境的感受，在理智和情绪上进行积极调整；社会适应健康是指在复杂的、激烈变化着的社会环境和人际关系中，能做出积极应对和适应行为。身体

健康状态与心理健康可相互影响。

亚健康（sub-health）是指介于健康与疾病之间的一种生理功能低下状态。引起亚健康状态的真正原因尚不清楚，可能与工作压力、不良生活方式和行为习惯、环境污染等多种因素有关。亚健康既可有躯体上的表现，又可有精神心理方面的异常。

（二）病理过程

病理过程（pathological process）是指存在于不同疾病中具有共性的形态结构、功能代谢的异常变化。病理过程可以以局部变化为主，如血栓形成、梗死、炎症等；也可以以全身反应为主，如发热、缺氧、休克等。相同的病理过程可以发生在不同的疾病中，如肺结核、阑尾炎、风湿病和伤寒等都有炎症发生。一种疾病可同时出现几种不同的病理过程，如大叶性肺炎时可出现发热、炎症、缺氧甚至休克等。

二、疾病发生的原因

疾病发生的原因称为病因，是指引起疾病发生并决定疾病特异性的因素。没有原因的疾病是不存在的。病因的种类繁多，一般分为以下几类：

1. 生物因素　最重要也最常见。主要包括病原微生物（如细菌、病毒、真菌、立克次体等）和寄生虫及它们产生的某些代谢产物、毒素等。生物因素主要引起各种感染性疾病，如小叶性肺炎、急性肾盂肾炎等。其致病性取决于病原体侵入的数量、毒性及侵袭力，以及机体本身的防御和抵抗能力的强弱。

2. 理化因素　主要包括温度、机械力、电流、气压、电离辐射、强酸、强碱及有毒物质等。其致病性取决于理化因素的作用强度、作用部位及持续时间。

3. 营养因素　各种营养素（如糖、脂肪、蛋白质、维生素、无机盐等）、某些微量元素（如氟、硒、锌、碘等）及纤维素等，其缺乏或者过剩，都可引起疾病。如糖、脂肪、蛋白质等摄入不足可致营养不良，而摄取过量可导致肥胖、高脂血症等；维生素 D 缺乏可致佝偻病、软骨病；维生素 A 缺乏可致夜盲症等。

4. 遗传因素　引起疾病的主要表现在两方面：①遗传物质的改变：基因突变或染色体畸变引起疾病，如先天愚型、血友病等；②遗传易感性：由遗传因素决定的个体具有容易患某种疾病的倾向，如糖尿病、高血压、精神分裂症等。

5. 先天因素　是指损害正在发育的胚胎和胎儿的有害因素。由先天因素引起的疾病称为先天性疾病，如先天性心脏病，其发生与妇女怀孕早期患风疹、荨麻疹等有关。

6. 免疫因素　机体免疫反应过强、免疫缺陷或自身免疫反应等，均可导致细胞组织损伤和功能障碍而致病。如机体对异种血清蛋白（破伤风抗毒素）、青霉素过敏可导致过敏性休克；人类免疫缺陷病毒（HIV）感染可导致获得性免疫缺陷综合征（AIDS）；当机体对自身抗原发生免疫反应时，可导致自身免疫性疾病，如系统性红斑狼疮、类风湿性关节炎等。

7.心理和社会因素　长期的精神过度紧张、不良的人际关系、焦虑及悲伤等不良情绪、重大生活事件和自然灾害的突然打击等，不但可引起精神障碍性疾病，还可以通过精神、心理作用导致机体功能、代谢紊乱及细胞形态结构变化，如原发性高血压、冠心病和消化性溃疡等的发生都与精神心理因素密切相关。

三、疾病的共同规律

（一）因果转化

因果转化是疾病发生发展的基本规律，系指在疾病发生发展过程中，原始病因作用于机体产生某种结果，这种结果又可作为新病因引起新的后果。如此，原因与结果的交替不已，形成了一个链式、交互式的疾病发生发展过程。如果这种因果转化促进疾病进展、恶化，称为恶性循环。例如，创伤性大出血时的原始病因是机械性损伤，引起的结果是组织和血管的损伤破裂而发生出血，而急性大出血则引起有效循环血量急剧减少，出现血压下降，进而造成重要器官缺血缺氧，发生功能、代谢障碍，后者进一步加重血液循环障碍，如此发展使疾病不断恶化。

作为医务工作者，应正确认识到疾病发生发展过程中因果转化的内在机制，密切观察患者病情，及时发现并打断可能形成的恶性循环，促进病情朝着有利于患者机体康复的方向发展。如上述出血病例，如及时采取止血、输血、止痛、升压等治疗措施，加强机体的抗损伤能力，则可防止病情恶化，阻断恶性循环的发生。

（二）损伤与抗损伤

大多数疾病病变过程中所发生的各种现象及因果转化关系，虽然错综复杂，但就其本质而言可分为两大类：一是原始病因引起的，以及之后相继发生的损伤性改变；二是对抗这些损伤的各种反应，包括各种防御、适应性反应和代偿作用。例如严重烧伤时，高温引起的皮肤、组织坏死，由于创面大量渗出导致循环血量减少、血压下降等损伤性变化；与此同时，机体也启动抗损伤反应，如血液中白细胞增加、心率加快、心输出量增加等。

疾病的发生、发展过程就是损伤与抗损伤的相互作用、相互斗争的过程，贯穿疾病始终，且影响和决定着疾病的发展和转归方向。当损伤占优势，疾病向恶化的方向发展，甚至导致死亡；当抗损伤占优势，疾病向好转的方向发展，趋向痊愈。

损伤与抗损伤反应随着条件的改变和时间的推移可以相互转化。例如，在失血性休克早期，小动脉、微动脉收缩是机体维持动脉血压的抗损伤反应；但若收缩时间过久，反而会加重组织器官的缺血、缺氧性损伤和功能障碍。

不同疾病中损伤与抗损伤反应的差异，构成了各种疾病的不同特征。在临床工作中，应把握损伤与抗损伤反应在疾病中的变化与作用，以利于疾病的诊断和治疗。

（三）局部与整体

疾病可表现为局部变化、全身变化或二者兼有。二者互相影响，互相制约。如发生病毒性肝炎时，患者不仅有肝区肿胀、疼痛等局部表现，而且还出现发热、乏力、黄疸和食欲降低等全身症状。又如疖是单个毛囊、皮脂腺及其周围组织的局限性化脓性炎症，但如果引起疖的细菌侵入血液则可引起菌血症、败血症等全身性变化。有时疖看似局部病变，但也可以是糖尿病这种全身代谢障碍性疾病引起的，只有治疗糖尿病后，局部疖才能得到控制。因此，在医疗工作中要正确理解并认识局部表现与整体反应的联系，及时发现疾病的根本问题，采取有效的诊治措施。

四、疾病的经过与转归

（一）疾病的经过

疾病的经过是指疾病从发生到结束的发展过程，一般将此过程分为四个时期：①潜伏期：是指病因作用于机体直到机体出现最初症状之前的阶段。不同疾病的潜伏期长短不一，在各种传染病中潜伏期尤为明显，及时正确认识疾病的潜伏期，可以对传染病患者进行早期隔离和预防治疗。而有些疾病则无潜伏期。②前驱期：是指从最初症状出现到典型症状出现之前的阶段。此期表现出一些非特异性症状，如乏力、发热、头痛、食欲不振等。此期应提醒患者及早就医，以利于早期诊断和治疗。③临床症状明显期：是指出现该疾病典型性临床症状和体征的一段时间。此期典型临床表现可作为诊断疾病的依据。④转归期：是指疾病的最后阶段。

（二）疾病的转归

疾病的转归（prognosis）是指疾病过程的发展趋势和结局，可表现为康复和死亡两种形式。

1. 康复（recovery）　康复分为完全康复和不完全康复。①完全康复又称痊愈，是指疾病所致的损伤完全消失，病因消除，症状逐渐消失。机体的形态结构、功能和代谢活动完全恢复正常。有些感染性疾病，康复后还可使机体获得特异性免疫力。②不完全康复是指疾病的损伤得到控制，主要症状和体征消失，但疾病的基本病理改变并未完全恢复，通过代偿机制维持机体相对正常的生命活动。有些疾病还可留有后遗症，如烧伤后的瘢痕、胸膜炎造成的胸膜粘连等。

2. 死亡（death）　死亡是指生命活动的终止。传统观点判定死亡的标志是心跳、呼吸的永久性停止（即心肺死亡模式）。死亡包括三个阶段：①濒死期：又称临终状态，是指病人死亡前的垂危阶段。此时脑干以上神经中枢处于深度抑制，各系统的功能和代谢严重障碍。主要表现为意识模糊或丧失、各种反射迟钝或减弱、呼吸不规则、心跳减弱、血压降低等。持续时间因病而异。②临床死亡期：此期生命活动尚未停止，是死亡的可逆阶段。此时延髓以上神经中枢处于深度抑制，主要表现为心跳、呼吸停止，各种反射消失。但组织细胞中仍有微弱的代谢活动，在一定时间内如能及时抢救，病人有可能复苏，特别是因失血、窒息、触电等原因死亡的病例。这在医疗工作实践中有着重要意义。③生物学死亡期：是死亡的不可逆阶段。机体各器官组织的功能和代谢相继停止，并出现死亡体征（尸冷、尸僵、尸斑和尸体腐败）。

随着起搏器、呼吸机等复苏技术手段的进步以及器官移植开展的需要，传统"心肺死亡模式"界定死亡时间面临着挑战。现代医学认为死亡是机体作为一个整体的功能永久性停止，并提出了脑死亡（brain death）概念，脑死亡是指全脑功能的永久性丧失。判断脑死亡的标准：①无自主呼吸；②不可逆性深昏迷；③脑干神经反射消失（瞳孔对光反射、角膜反射、咳嗽反射、吞咽反射等）；④瞳孔散大、固定；⑤脑电波消失；⑥脑血液循环完全停止。确定脑死亡的主要意义：①协助医务人员判定患者的死亡时间，适时终止复苏抢救，从而避免无效的抢救和减少不必要的经济和人力消耗；②有利于器官移植。确定为脑死亡者，在一定时间内其器官组织维持低水平的血液灌注，有利于局部器官移植后功能复苏，为更多患者提供生存和健康生活的机会。

复习思考

简答题

1. 举例说明病理学常用的研究方法。

2. 疾病的发生原因有哪些？

3. 疾病与病理过程有什么不同？

4. 简述疾病的经过可以分为哪些阶段？

5. 脑死亡的判断标准是什么？有什么意义？

扫一扫，知答案

第二部分　病理学

细胞和组织的适应、损伤与修复

扫一扫，看课件

【学习目标】

1.掌握萎缩、肥大、增生、化生、变性、坏死、机化的概念；肉芽组织的概念、结构、功能。

2.熟悉变性的常见类型和病变特点；坏死的病理变化及类型；细胞的再生能力及再生过程，影响再生修复的因素；化生的意义。

3.了解坏死的结局。

📚 案例导入

男性患者，70岁，高血压史二十多年。患者平时常头痛，头晕，血压波动在（150～170）/（90～100）mmHg，一个月前双下肢发冷、麻木，走路时出现阵发性疼痛。近日来，右下肢疼痛加剧。

问题：

1.患者出现这种情况的原因是什么？

2.如果不积极治疗会导致什么后果？

项目一　细胞和组织的适应

机体在内、外环境不断改变的刺激下，通过神经、体液和自身调节，使细胞和组织维持正常的功能、代谢，并处于相对稳定的内环境中。当损伤性因素过于强烈，超过了细胞、组织的适应能力，可引起细胞、组织不同程度的损伤甚至坏死。损伤造成的缺损由周围健康组织和细胞进行修复，修复后局部组织的结构和功能可完全或部分恢复。

适应（adaptation）是指细胞及其构成的组织、器官，对于内、外环境中各种有害因子的刺激产生的应答反应。适应介于正常和损伤之间，在形态学上一般表现为萎缩、肥大、增生和化生。

一、萎缩

萎缩（atrophy）是指已发育正常的实质细胞、组织或器官体积缩小。组织器官的萎缩常伴有实质细胞数量的减少，代谢降低和功能减退。萎缩不同于发育不全或未发育。

（一）原因和类型

萎缩可分为生理性萎缩和病理性萎缩。

1. 生理性萎缩　常见于成年人的胸腺萎缩、更年期后的性腺萎缩、老年人体内各器官的萎缩等。

2. 病理性萎缩

（1）营养不良性萎缩　由摄入不足、消耗过多、血供不足引起，分为全身营养不良性萎缩和局部营养不良性萎缩。全身营养不良性萎缩见于长期饥饿、消化道梗阻、慢性消耗性疾病、恶性肿瘤晚期、结核病、糖尿病等。全身营养不良性萎缩可累及全身。局部营养不良性萎缩常由局部缺血引起，如脑动脉粥样硬化引起脑萎缩、肾细动脉玻璃样变引起肾萎缩。

（2）压迫性萎缩　组织、器官长期受压发生萎缩。如尿路阻塞引起肾盂积水，从而导致肾实质发生萎缩。

（3）失用性萎缩　因组织、器官长期不运动，功能代谢降低引起。如肢体骨折后长期不活动或久病卧床病人的肌肉萎缩。

（4）去神经性萎缩　神经元或轴突损伤导致所支配的器官组织发生萎缩。如脊髓灰质炎病人下肢的肌肉萎缩。

（5）内分泌性萎缩　内分泌功能下降而引起的靶器官萎缩。如垂体功能严重损伤引起的肾上腺、甲状腺、性腺等器官萎缩。

（二）病理变化

肉眼观：萎缩的组织、器官体积缩小，重量减轻，颜色变深或呈褐色，包膜皱缩，质地变韧，一般保持原有形态。如脑萎缩时，脑回变窄，脑沟加深（图 2-1）；心肌萎缩时，心脏的体积缩小，冠状动脉迂曲呈蛇状。

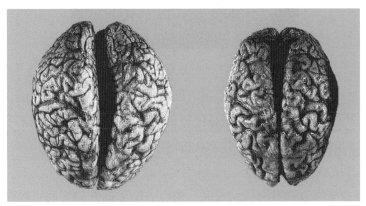

正常脑　　　　　　　　　　老年性萎缩脑

右侧为 80 岁老人脑，与正常脑相比，体积缩小，脑回变窄，脑沟加深

图 2-1　脑萎缩

镜下观：实质细胞体积缩小，数量减少，细胞结构无破坏，细胞染色加深。萎缩的心肌细胞和肝细胞的胞质内，可见脂褐素沉积。

（三）影响及结局

萎缩的细胞、组织或器官功能减弱。如脑萎缩致记忆力减退，肌肉萎缩致收缩力下降。萎缩具有可复性，及时去除病因，轻度萎缩的细胞可恢复原有状态；如果病因持续存在，病变加重，萎缩的细胞可发生死亡。

二、肥大

肥大（hypertrophy）是指由于细胞体积增大引起组织、器官体积增大。肥大的细胞不仅体积增大，同时功能增强、代谢旺盛。肥大也可伴有实质细胞数量增多。

（一）原因和类型

肥大通常可分为生理性肥大和病理性肥大。根据原因不同，又可分为代偿性肥大和内分泌性肥大。代偿性肥大通常是由于组织、器官的工作负荷增加引起。如高血压引起左心室心肌肥大（图 2-2）；一侧肾脏摘除后另一侧肾脏的肥大。内分泌性肥大是由于激素作用于靶器官所致。如雌激素作用下，妊娠期的子宫肥大；垂体嗜酸性细胞腺瘤分泌生长素过多引起的肢端肥大症。

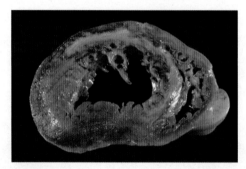

图 2-2　左心室肥大

（二）病理变化

肉眼观：组织、器官体积增大，重量增加。

镜下观：实质细胞体积增大，常伴有数量增多，细胞核深染。

（三）影响及结局

肥大的细胞功能增强，具有代偿意义。病因去除后肥大的细胞可以恢复正常；若代偿性肥大的器官超过一定的限度，则发生失代偿。如高血压晚期的心肌肥大可引发心力衰竭。

三、增生

增生（hyperplasia）是指组织或器官内实质细胞数目增多。增生可分为生理性增生和病理性增生。生理性增生见于育龄期妇女的子宫内膜周期性增生；病理性增生常见于激素分泌过多、组织损伤后的修复及慢性炎症刺激引起的增生，如体内雌激素水平增加引起的子宫内膜增生、雄激素增多引起的前列腺增生等。

增生是细胞有丝分裂增强的结果，增多的实质细胞可引起器官、组织体积增大、功能增强。细胞的增生受机体有机调控。若细胞失去调控，增生过度，可演变为肿瘤性增生。

四、化生

化生（metaplasia）是指一种分化成熟的细胞被另一种分化成熟的细胞取代的过程。化生的细胞通常是由该处具有分化潜能的未分化细胞向另一方向分化形成，并且只能转化成相似的细胞，例如单层柱状上皮可以化生成复层鳞状上皮。化生通常只出现在再生能力强的上皮组织和结缔组织，且常发生在同源性细胞之间。

（一）化生的类型

1.上皮组织化生

（1）鳞状上皮化生　鳞状上皮化生简称鳞化，常见于慢性支气管炎及维生素 A 缺乏时，气管、支气管黏膜原有的假复层纤毛柱状上皮化生为鳞状上皮。鳞状上皮化生还可见于肾盂结石的肾盂黏膜、慢性胆囊炎的胆囊黏膜等。

（2）肠上皮化生　肠上皮化生常见于慢性萎缩性胃炎时，胃黏膜上皮内出现的杯状细胞、吸收细胞或潘氏细胞为肠上皮化生。

2. 间叶组织化生　幼稚的成纤维细胞可化生为骨组织、软骨组织或脂肪组织等。如骨化性肌炎。

（二）化生对机体的影响

化生多为适应功能变化的结果，有利有弊。如支气管黏膜鳞化后，局部增强了抗病能力（如抵抗有害烟雾、寒冷、感染等），却失去原有组织的功能。鳞化的支气管黏膜纤毛脱落，使其清除呼吸道分泌物和异物的功能降低，可导致阻塞性肺气肿甚至肺心病。若病因持续存在，化生的细胞还可发生癌变。

项目二　细胞和组织的损伤

当各种致病因素超过了机体细胞和组织的耐受能力后，细胞和细胞间质发生一系列形态结构、功能代谢方面的异常变化，称为损伤（injury）。细胞和组织的损伤根据程度的不同，分为可逆性损伤和不可逆性损伤。

一、可逆性损伤

可逆性损伤（reversible injury）又称变性（degeneration），是指由于物质代谢障碍，细胞或细胞间质内出现异常物质或原有物质的数量异常增多的现象。常见的类型有：

（一）细胞水肿

细胞水肿（cellular swelling），又称水变性，即细胞内水、钠过多聚集。常见于线粒体丰富、代谢旺盛的细胞。如肝、肾、心等器官的实质细胞。细胞水肿为细胞损伤的最早变化。

1. 原因和机制　在缺氧、感染、中毒等有害因素的作用下，细胞内线粒体生成减少，细胞膜钠钾泵（Na^+-K^+-ATP酶）功能障碍，造成细胞内水、钠积聚，细胞水肿。

2. 病理变化

肉眼观：病变器官体积增大，颜色变淡，混浊，无光泽，重量增加，包膜紧张，切面外翻。

镜下观：水肿细胞体积增大，胞质疏松、淡染，胞质内出现散在细小红染的颗粒状物质，为肿胀的线粒体和内质网（图2-3）。若细胞水肿进一步发展，胞质疏松呈空泡状。严重时可致细胞膨胀如气球，又称气球样变，常见于病毒性肝炎。

3. 结局　细胞水肿通常为细胞较轻度的损伤，病因去除后可恢复正常。但较重的细胞水肿往往导致细胞功能减弱，如心肌细胞水肿致收缩力减弱。若水肿持续加重，可发生坏死。

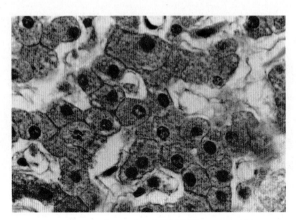

图 2-3　肝细胞水肿

（二）脂肪变性

正常情况下非脂肪细胞内一般不见或仅见少量脂肪滴。脂肪变性（fatty degeneration）是指中性脂肪特别是甘油三酯蓄积于非脂肪细胞的细胞质内。常发生在肝、心、肾等器官的实质细胞。

1. 病因和发病机制　严重感染、缺氧、中毒、长期贫血、营养不良、酗酒等因素干扰或破坏了细胞脂肪代谢。以肝细胞为例，其脂肪变性是由于感染、中毒、缺氧等因素使细胞内酶活性受到破坏，脂肪酸的氧化过程障碍，同时脂蛋白和结构蛋白合成减少，脂肪输出受阻；或由于某些原因进入肝细胞的脂类物质过多，这些因素均可导致脂类物质在肝细胞内堆积而形成脂肪变性。

2. 病理变化

（1）肝脂肪变性

肉眼观：肝脏体积增大，颜色呈淡黄色，包膜紧张，触之有油腻感。

镜下观：脂肪变性的细胞体积增大。石蜡切片中，胞质内显现大小不等的空泡，细胞核偏于一侧。冰冻切片中，苏丹Ⅲ染色时脂滴染成橘红色，锇酸染色时呈黑色。

（2）心肌脂肪变性　正常情况下，心肌含少量脂滴。在慢性酒精中毒、严重贫血或缺氧时，通常在左心室心内膜下和乳头肌的部位，可见脂肪变性的心肌，为成排的黄色条纹，与正常暗红色心肌相间排列，形似虎皮斑纹，称为"虎斑心"。

3. 结局　脂肪变性为可逆性病变。轻、中度脂肪变性，病因去除后可恢复正常。严重的脂肪变性可导致器官功能障碍。如弥漫性的肝细胞脂肪变性可引起脂肪肝（fatty liver）。严重的肝脂肪变性时，肝细胞可发生坏死，继续发展则为肝硬化。

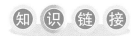

脂肪肝

脂肪肝是指由于各种原因引起的肝细胞内脂肪堆积过多的病变，是一种常见的肝脏病理改变，而非一种独立的疾病。随着社会生活水平的提高，脂肪性肝病正严重威胁人类的健康，且发病年龄日趋年轻化。其发生与肥胖、酗酒、快速减肥、糖尿病等关系密切。针对这些原因，在预防与治疗脂肪肝时，重在树立健康意识，调整饮食结构，进行适量运动，保持精神愉悦，针对病因有的放矢治疗。

（三）玻璃样变性

玻璃样变性（hyaline degeneration）又称透明变性，是指细胞或细胞间质内出现均匀、红染的半透明状蛋白质蓄积。常见的玻璃样变性有血管壁玻璃样变性和结缔组织玻璃样变性。

1. 血管壁玻璃样变性　又称细动脉硬化，常见于缓进型高血压或糖尿病，心、脑、脾、肾及视网膜的细动脉壁出现血浆蛋白异常沉积（图2-4）。病变使该动脉管壁增厚、弹性下降、脆性增加、管腔狭窄，可引起血压持续升高、血管破裂，最终导致组织器官缺血，后果严重。

2. 结缔组织玻璃样变性　为胶原纤维老化的表现，既可见于生理状态下萎缩的子宫、乳腺间质，又可见于病理状态下的瘢痕组织、纤维化的肾小球等。外观呈灰白色、质韧、半透明状。镜下病变处胶原纤维增粗，融合形成梁状或片状的均质玻璃样物。

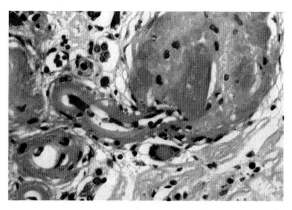

图 2-4　血管壁玻璃样变性

3. 细胞内玻璃样变性　多种原因引起。细胞质内出现大小不等、圆形的均质、红染物质。多见于肾小球肾炎时，肾小管上皮细胞吞饮蛋白，胞质内形成许多圆形小滴（图2-5）。

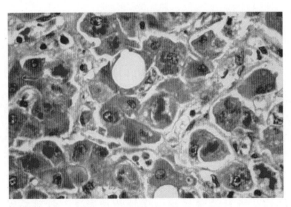

图 2-5　细胞内玻璃样变性

二、不可逆性损伤

当细胞损伤严重时，可发生代谢停止、结构破坏和功能丧失等不可逆性损伤（irreversible injury），即细胞死亡（cell death）。细胞死亡有坏死和凋亡两种类型。

（一）坏死

坏死（necrosis）是指活体内局部组织、细胞的死亡。坏死是细胞病理性死亡的主要形式，大多由可逆性损伤发展而来，又称渐进性坏死。

1. 病理变化

肉眼观：早期坏死组织或坏死范围较小时，常不易辨别。坏死若干小时后或坏死范围较大时表现为：外观混浊、无光泽；无组织弹性；局部无血管搏动，温度降低；无正常感觉及运动功能。临床上将此组织称为失活组织。

镜下观：细胞核的变化是细胞坏死的主要标志。细胞核的表现依次为：①核固缩：核缩小，染色质凝集、深染；②核碎裂：核膜破裂，核染色质崩解呈碎片，分散于胞质中；③核溶解：核 DNA 和核蛋白被 DNA 酶和蛋白酶分解，核淡染，最后消失（图 2-6）。除细胞核的变化外，细胞质红染，进而胞膜破裂，细胞解体消失。间质内基质解聚，胶原纤维肿胀、崩解、液化。坏死组织最终融合成片状模糊的无结构物质。

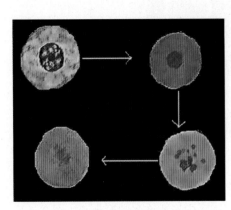

图 2-6　坏死时细胞核的变化

2. 坏死的类型
根据坏死形态学变化和原因的不同，将坏死分为以下几种类型。

（1）凝固性坏死（coagulative necrosis）　坏死组织失水变干，常发生于坏死细胞内蛋白质变性凝固且溶酶体水解酶能力较弱时。见于心、肾、脾、肝等实质器官的缺血性坏死。

肉眼观：坏死组织呈灰黄或灰白、干燥，与健康组织分界清楚（图2-7）。

镜下观：坏死处细胞微细结构消失，轮廓往往保留一段时间。

干酪样坏死（caseousnecrosis）是凝固性坏死的特殊类型，属于结核病的典型病变。由于结核病灶中含脂质较多，坏死区呈淡黄色，质地松软，状似干酪，故称干酪样坏死（图2-8）。镜下见坏死组织为无结构、颗粒状红染物，无坏死组织轮廓。

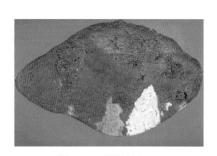 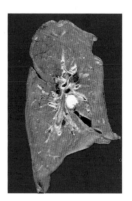

图2-7 凝固性坏死　　　　　　　图2-8 干酪样坏死

（2）液化性坏死（liquefactive necrosis）坏死组织内可凝固的蛋白质少，酶的水解、液化占优势，坏死组织呈现液态。如脑组织坏死时，由于脑组织水分及磷脂含量多、蛋白质少，坏死灶不易凝固而形成软化灶，故脑液化性坏死又称为脑软化（图2-9）；化脓性炎症时，坏死灶内因含大量中性粒细胞，当其崩解后释放出水解酶将坏死组织溶解液化而形成脓液；急性胰腺炎时胰酶分解周围脂肪组织，也属于液化性坏死。

（3）纤维素样坏死（fibrinoid necrosis）是结缔组织及小血管壁常见的坏死形式。病变区形成颗粒状、小条块状或细丝状的强嗜酸性无结构物质，由于其与纤维素染色性质相似，故称纤维素样坏死。可见于风湿病、急进型高血压、胃溃疡底部小血管等。

（4）坏疽（gangrene）指局部组织坏死并继发腐败菌感染。坏疽处由于细菌分解坏死组织而产生的硫化氢与红细胞破坏后游离出的铁离子结合而产生硫化铁，常使局部变成黑褐色。根据病变特点不同，坏疽可分为干性坏疽、湿性坏疽、气性坏疽三种类型：①干性坏疽：常见于动脉阻塞而静脉回流尚通畅的四肢末端。因水分散失较多，坏死组织局部干燥而皱缩，呈

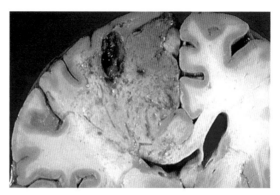

图2-9 脑液化性坏死

19

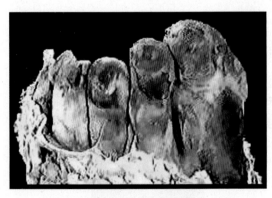

图 2-10　足干性坏疽

黑褐色，与周围正常组织分界清楚，腐败菌感染较轻（图 2-10）。全身中毒症状轻。②湿性坏疽：常见于与外界相通的内脏（如肺、肠、阑尾、子宫、胆囊），也可见于动脉阻塞及静脉回流受阻的肢体。因局部水分多，适宜细菌繁殖，因而感染重，病变组织肿胀，与周围正常组织分界不清，坏死组织呈污黑色或灰绿色，有恶臭。全身中毒症状重。③气性坏疽：是一种特殊类型的湿性坏疽，多见于深部肌肉的开放性创伤。因伴产气荚膜杆菌等厌氧菌感染，使之在厌氧环境下分解坏死组织并产生大量气体，使坏死区呈蜂窝状，按之有捻发感。细菌随气体扩散而播散，界限不清，病情发展迅猛，全身中毒症状严重。

3. 坏死的结局及对机体的影响

（1）溶解吸收　机体处理坏死组织的基本方式。坏死细胞本身或中性粒细胞释放的各种水解酶可将坏死组织分解、液化，再由淋巴管、小静脉吸收，碎片则由巨噬细胞吞噬消化。大的液化坏死灶，吸收不完全，可形成囊腔。

（2）分离排出　坏死灶较大、难以完全溶解吸收时，坏死灶周围出现炎症反应。其中大量中性粒细胞释放蛋白溶解酶，将该处的坏死组织分解、吞噬、吸收，与健康组织分离，通过各种途径排出。表皮、黏膜的坏死组织排出后，形成浅表的缺损，称为糜烂（erosion）；较深的缺损称为溃疡（ulcer）。肾、肺等内脏的坏死组织液化后，可通过自然的管道（如输尿管、支气管）排出，残留下的空腔称为空洞（cavity）。

（3）机化与包裹　由新生的肉芽组织取代病变坏死组织及其他异物的过程，称为机化（organization）。坏死组织不能被溶解吸收或分离排出，则可发生机化；但如坏死组织较大，肉芽组织不能完全机化时，则由周围增生的肉芽组织将其包绕，称为包裹（encapsulation）。机化与包裹的组织最终形成纤维瘢痕。

（4）钙化　陈旧的坏死组织易吸引钙离子等矿物质引起钙盐的沉积，称营养不良性钙化。

坏死对机体的影响可从三方面进行考虑：①坏死组织的重要性：如心肌梗死、脑梗死后果严重；②坏死组织的范围：如急性重症病毒性肝炎时广泛肝细胞坏死，可造成死亡；③坏死组织细胞的再生能力和代偿能力：如表皮、肝脏等细胞再生能力强，坏死后组织容易恢复原有结构和功能，而神经细胞、心肌细胞等坏死后则无法再生；另外，代偿能力强的器官，如肺、肾等成对器官，损伤后可通过另一侧代偿。

（二）凋亡

凋亡（apoptosis）是指活体内单个细胞或小团细胞的程序性细胞死亡。凋亡既可以见于生理状态，也可见于病理状态。凋亡的重要生化改变是DNA断裂，成凋亡小体。如发生病毒性肝炎时，肝细胞内的嗜酸性小体即是肝细胞凋亡的体现。

项目三　损伤的修复

局部细胞和组织损伤后，机体对所形成的缺损进行修补恢复的过程，称为修复（repair）。

一、再生

再生（regeneration）是指组织或细胞损伤后，由周围的同种细胞进行增殖修复的过程。

（一）再生的类型

1. 生理性再生　正常人体内，有些细胞、组织不断衰老、死亡，由新生的同种细胞增生补充，以保持原有的结构和功能。如表皮的角化细胞脱落由基底细胞增生补充；月经期子宫内膜功能层周期性剥脱，由基底层细胞增生、恢复等。

2. 病理性再生　组织、细胞缺损后发生的再生，分为完全性再生和不完全性再生。组织受损较轻，损伤细胞由同种细胞再生补充，完全恢复原有的结构和功能，称为完全性再生；若组织损伤严重或细胞再生能力较弱时，则常由肉芽组织增生、修复，最终形成瘢痕，不能完全恢复原有的结构和功能，称不完全性再生。

（二）细胞的再生能力

人体内各种组织细胞再生能力不同。按再生能力强弱，可将人体细胞分为三类。

1. 不稳定细胞（labile cells）　细胞再生能力强，寿命短，平时不断地进行生理性再生，损伤后一般可完全再生。见于表皮细胞，如皮肤、呼吸道、消化管和泌尿生殖器的黏膜被覆上皮、淋巴、造血细胞等。

2. 稳定细胞（stable cells）　细胞寿命长，具有潜在的较强的再生能力。见于肝、胰等腺细胞、血管内皮细胞、原始的间叶细胞、肾小管上皮细胞、骨细胞等。

3. 永久性细胞（permanent cells）　细胞再生能力很弱或无再生能力。一旦损伤则永久性缺失，由纤维组织增生修复，最终形成瘢痕。见于神经细胞、心肌细胞和骨骼肌细胞。但神经纤维不同于神经细胞，在神经细胞存活的情况下神经纤维损伤后具有较强的修复能力。

（三）各种组织的再生过程

1. 上皮组织的再生

（1）被覆上皮的再生 鳞状上皮缺损时，由创缘或底部的基底层细胞分裂增生，向缺损中心迁移，先形成单层上皮，后增生分化为鳞状上皮。胃肠黏膜被覆的柱状上皮缺损时，由邻近的基底部细胞分裂增生形成立方上皮，后转变为柱状上皮。

（2）腺上皮再生 腺上皮损伤后，若腺体的基底膜或支架完整，则由残存的细胞再生恢复原有结构；若腺体结构被完全破坏，则难以再生。如肝小叶网状支架完整则肝细胞再生可恢复肝的正常结构，若肝小叶网状支架塌陷，则再生的肝细胞排列紊乱难以恢复正常的肝小叶结构。

2. 纤维组织的再生 在损伤的刺激下，静止状态的纤维细胞或原始的间叶细胞分化形成成纤维细胞。成纤维细胞胞体大，呈椭圆状或星状，胞质略嗜碱性。成纤维细胞不断分裂、增生，在细胞周围形成胶原纤维。随着细胞的成熟、胶原纤维的增多，成纤维细胞逐渐成熟为长梭形的纤维细胞。

3. 神经组织的再生 脑及脊髓内的神经细胞破坏后不能再生，由神经胶质细胞增生修复形成胶质瘢痕。外周神经受损时，若与其相连的神经细胞仍然存活，可完全再生。首先断端远端的髓鞘和神经纤维崩解吸收，断端近端一小段也出现同样的变化，神经膜细胞增生将断端连接，近端轴突逐渐向远端生长，直至末梢。若两端相隔太远或两端之间有瘢痕阻隔，再生的轴突不能到达远端，而与增生的结缔组织混杂形成创伤性神经瘤，引起顽固性疼痛。

4. 血管的再生 毛细血管多以出芽的方式进行。毛细血管的内皮细胞分裂增生形成向外凸起的幼芽，幼芽处的细胞不断增多，逐渐形成一条实心的细胞索，在血流的冲击下出现管腔，并相互吻合。为适应功能需要，有的毛细血管还能不断改建形成小动脉或小静脉。大的血管断离后需要手术吻合，吻合处的内皮细胞分裂增生互相连接，血管肌层则由纤维结缔组织增生加以连接，形成瘢痕修复。

二、纤维性修复

纤维性修复（fibrous repair）是指组织、细胞丧失后，机体通过肉芽组织（granulation tissue）增生对缺损组织进行修补恢复，最终形成瘢痕组织的过程，也称为瘢痕性修复。

（一）肉芽组织

由新生的毛细血管和增生的成纤维细胞组成，并伴有炎细胞浸润的幼稚结缔组织。

肉眼观：呈鲜红色、颗粒状、湿润，质地柔软，触之易出血，形似鲜嫩的肉芽，故名肉芽组织。

镜下观：新生的毛细血管垂直于创面生长，以小动脉为轴心，在周围形成袢状弯曲的毛细血管网。新生的毛细血管间有大量增生的成纤维细胞、渗出液及数量不等的巨噬细胞、中性粒细胞等炎细胞（图2-11）。肉芽组织在组织修复中起着重要的作用：①抗感染、保护创面；②机化或包裹坏死组织、血栓、血凝块及其他异物；③填补伤口及其他组织缺损，连接断端组织。

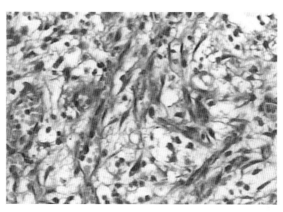

图2-11　肉芽组织

（二）瘢痕组织

由肉芽组织逐渐成熟后转变而成，表现为成纤维细胞转变为纤维细胞，胶原纤维增多；毛细血管逐渐闭塞、减少或演化为小血管；炎细胞及渗出液逐渐减少消失，最后转化为瘢痕组织，填补缺损。但瘢痕组织过度增生往往会引起器官变形、粘连，影响局部功能。

三、创伤愈合

创伤愈合（wound healing）是指机体遭受外力作用，皮肤等组织出现离断或缺损后的愈合过程。包括各种组织的再生、肉芽组织增生、瘢痕形成的过程。

（一）皮肤创伤愈合

1. 创伤愈合的基本过程　皮肤表皮层的创伤，可通过上皮再生愈合；皮肤真皮层及皮下组织的创伤，则需上皮的再生和肉芽组织的增生修复。以手术切口为例，创伤愈合的基本过程如下：

（1）伤口早期的变化　伤口局部有不同程度的组织坏死、出血及炎症反应，局部红肿。血液及渗出物中的纤维蛋白原凝结形成凝块，起临时性的填充和保护作用。

（2）伤口收缩　损伤2～3天后，伤口边缘新生的肌成纤维细胞增生牵拉使伤口收缩，边缘的整层皮肤及皮下组织向中心移动，创面缩小，直到14天左右停止。

（3）肉芽组织增生和瘢痕形成　创伤后大约第3天开始，伤口底部及边缘长出肉芽组织，逐渐填平伤口；第 5 ～ 7 天起，成纤维细胞转变为胶原纤维连接伤口，达到临床愈合标准，在伤后 1 个月左右形成瘢痕。

2. **创伤愈合的类型**　根据组织损伤程度、有无感染及愈合情况，可将创伤愈合分为一期愈合和二期愈合。

（1）**一期愈合**　见于组织缺损少、创缘整齐、无感染、创面对合严密的伤口。如无菌手术切口。由于仅有少量血凝块，炎症反应轻微，少量肉芽组织增生，故愈合时间短，形成瘢痕小（图 2-12）。

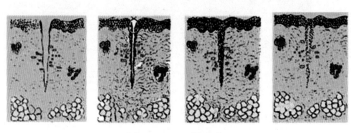

图 2-12　一期愈合

（2）**二期愈合**　见于组织缺损较大、创缘不整齐、无法整齐对合或伴有感染的伤口。由于坏死组织多或感染，炎症反应明显，需控制感染，清除坏死组织后再由大量肉芽组织填补，故愈合时间长，形成瘢痕大。若伤口过大（一般认为直径超过 20cm 时），往往需要植皮。

（二）骨折愈合

骨的再生能力很强，骨折后经过良好的复位和固定，骨膜细胞再生完成修复，可完全恢复正常的结构和功能。骨折愈合的过程分为以下四个阶段（图 2-13）。

1. **血肿形成**　骨折的两端及周围伴有大量出血，形成血肿，数小时后凝固。同时，局部组织常伴有轻度的炎症反应。

2. **纤维性骨痂形成**　骨折后 2 ～ 3 天，血肿被肉芽组织逐渐取代，进而发生纤维化，形成纤维性骨痂，或称暂时性骨痂。

3. **骨性骨痂形成**　骨折后 2 ～ 3 周，纤维性骨痂内的成纤维细胞逐渐分化出骨母细胞，分泌大量骨基质，并形成类骨组织；随着钙盐的沉积，类骨组织转变为编织骨，使骨折的两端牢固地结合，并具有承重的能力。但此期骨小梁排列紊乱、结构疏松，骨质脆弱，不能满足正常功能需要。此过程需要 2 ～ 3 个月。

4. **骨痂改建或再塑**　骨性骨痂不能适应骨活动时所受的应力，需要进一步改建为成熟的板层骨，重新恢复骨小梁正常的排列结构及皮质骨与髓腔的正常关系。这一过程一般需要几个月甚至几年。

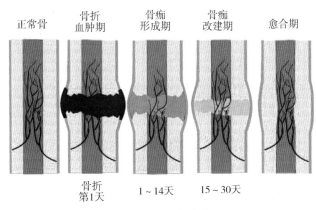

正常骨　骨折血肿期　骨痂形成期　骨痂改建期　愈合期

骨折第1天　1～14天　15～30天

图 2-13　骨折愈合

（三）影响创伤愈合的因素

1. 全身因素

（1）年龄　儿童、青少年的组织再生能力强，伤口愈合快。老年人由于血管硬化，血供减少，代谢降低，使组织再生能力减弱，伤口愈合慢。

（2）营养　严重的蛋白质缺乏，特别是含硫氨基酸缺乏时，肉芽组织及胶原纤维形成减少，伤口愈合缓慢。维生素 C 缺乏时，可影响胶原纤维的形成，延缓伤口愈合。微量元素锌可促进伤口愈合。

（3）激素与药物　肾上腺皮质激素能抑制炎症渗出、毛细血管新生和巨噬细胞的吞噬功能，还可以影响成纤维细胞增生和胶原合成。伤口愈合过程中，要避免使用这类药物。

（4）疾病的影响　糖尿病、尿毒症等均可对创伤愈合产生不利影响。

2. 局部因素

（1）感染与异物　感染可引起局部组织坏死、胶原纤维和基质溶解。感染时的渗出物可增加局部伤口的张力，加重局部损伤。当异物残留伤口时，既妨碍伤口愈合又容易感染。

（2）局部血液循环　良好的血液循环既保证组织再生所需的氧和营养物质，又可对坏死物质的吸收及控制感染起重要作用，促进创伤的愈合。当局部血液循环障碍（如动脉粥样硬化、淤血、包扎过紧）时，则延缓创伤的愈合。

（3）神经支配　正常的神经支配有利于组织的再生。当神经损伤时，局部组织因神经性营养不良，影响创伤的愈合。

（4）电离辐射　可破坏细胞，抑制组织再生和损伤小血管，影响创伤愈合。

复习思考

简答题

1. 简述坏死的类型及结局。

2. 血管壁的玻璃样变性是如何发生的？会导致哪些严重后果？

3. 什么是肉芽组织？简述其形态结构和功能。

扫一扫，知答案

扫一扫，看课件

模 块 三

局部血液循环障碍

【学习目标】

1. 掌握淤血、血栓形成、栓塞和梗死的概念；慢性肺淤血的病变特点；血栓形成的条件、类型及结局；栓子的类型及运行途径。

2. 熟悉淤血的原因、影响及结局；出血的病理变化；血栓形成对机体的影响；梗死的类型。

3. 了解充血的类型及原因、影响及结局；出血的类型及原因、影响及结局；血栓形成的过程；栓塞的类型及后果；梗死的原因及对机体的影响。

案例导入

男性患者，28岁，因车祸脾破裂入院手术治疗。术后卧床休息，一般情况良好。术后第9天，右小腿腓肠肌部位轻度肿胀并伴有压痛。医生考虑小腿静脉有血栓形成，嘱其安静卧床，暂缓活动。

问题：

1. 致右小腿静脉血栓形成的可能因素有哪些？

2. 医生为什么叮嘱患者不要下地活动？

局部血液循环障碍表现为：①局部组织血管内血液含量异常：动脉血量增加称充血，静脉血量增加称淤血，血管内血量减少称缺血；②血管内成分溢出血管：水分在组织间隙增加称水肿，红细胞溢出血管称出血；③血液内出现异常物质：血液有形成分析出或凝固称为血栓形成，血管内出现异常物质阻塞局部血管称为栓塞，由于缺血、栓塞引起的组织坏死称为梗死。

项目一　充血和淤血

充血和淤血都是指局部组织血管内血液含量的增多。

一、充血

局部组织或器官因动脉血输入量增多而发生的充血，称动脉性充血（arterial hyperemia），简称充血。

（一）原因及分类

各种原因通过神经体液的作用，使血管舒张神经兴奋性增高或血管收缩神经兴奋性降低，引起细动脉扩张，血流加快，使微循环动脉血灌注量增多而发生充血。常见的充血可分为生理性充血和病理性充血。

1. 生理性充血　见于器官或组织生理需要或代谢增强时，如进食后胃肠道黏膜充血；运动时骨骼肌组织充血和妊娠时的子宫充血等。

2. 病理性充血　指病理状态下器官或局部组织的充血。常见有以下两种情况：

（1）炎症性充血　在炎症早期，由于致炎因子和炎症介质的作用，使细动脉扩张充血，局部组织变红和肿胀。

（2）减压后充血　局部组织或器官长期受压，当压力突然解除时，细动脉发生反射性扩张引起的充血。如绷带包扎肢体或腹水压迫腹腔内器官后，组织内的血管张力降低，若突然解开绷带或一次性大量抽取腹水，局部压力迅速解除，受压组织内的细动脉发生反射性扩张导致局部充血。

（二）病理变化

肉眼观：因动脉血液灌注量增多，组织、器官体积轻度增大。若发生于体表，受累皮肤颜色鲜红，温度升高。

镜下观：局部细动脉及毛细血管扩张充血。

（三）结局及影响

动脉性充血是短暂的血管反应，原因消除后，局部血量恢复正常，通常对机体无不良后果。但在有高血压或动脉粥样硬化等疾病的基础上，由于情绪激动等原因可造成脑血管（如大脑中动脉）充血、破裂，后果严重。

二、淤血

局部组织或器官由于静脉血液回流受阻使血液淤积于小静脉和毛细血管内而发生的充血，称为静脉性充血（venous hyperemia），简称淤血。

（一）原因

1.静脉受压　多种原因可压迫静脉使管腔发生狭窄或闭塞，血液回流受阻导致器官或组织淤血。如妊娠时增大的子宫压迫髂静脉引起下肢淤血水肿。

2.静脉腔阻塞　常见于静脉内血栓形成或侵入静脉内的肿瘤细胞形成瘤栓，可阻塞静脉血液回流，局部出现淤血。

3.心力衰竭　二尖瓣瓣膜病或高血压后期引起左心衰竭，造成肺淤血。肺源性心脏病导致右心衰竭可造成体循环淤血，常见有肝、脾、肾、胃肠道和下肢淤血。

（二）病理变化

肉眼观：发生淤血的局部组织和器官体积增大、肿胀、重量增加。由于血液内氧合血红蛋白减少，还原血红蛋白增多，发生于体表的淤血可使局部皮肤呈紫蓝色，称发绀。由于局部血流停滞，毛细血管扩张，散热增加，体表温度下降。

镜下观：局部细静脉及毛细血管扩张，过多的红细胞积聚。

（三）结局及影响

1.淤血性水肿　毛细血管淤血导致血管内流体静压升高和缺氧，其通透性增加，水、盐和少量蛋白质可漏出，漏出液潴留在组织内引起淤血性水肿。漏出液也可以积聚在浆膜腔，称为积液，如胸水、腹水和心包腔积液等。

2.淤血性出血　毛细血管通透性进一步增高或破裂，引起红细胞漏出，形成小灶性出血，称淤血性出血。

3.实质细胞的萎缩、变性和坏死　长时间的淤血造成局部组织缺氧，营养物质供应不足，以及代谢中间产物的堆积和刺激，导致实质细胞发生萎缩、变性、甚至死亡。

4.淤血性硬化　长期淤血使间质纤维组织增生，加上组织内网状纤维胶原化，器官逐渐变硬，出现淤血性硬化。

（四）重要器官的淤血

1.肺淤血　由左心衰竭引起，左心腔内压力升高，阻碍肺静脉回流，造成肺淤血。

肉眼观：肺体积增大、重量增加、色暗红，质地变实，切面流出红色泡沫状血性液体。

镜下观：肺泡壁毛细血管扩张充血，肺泡腔内充满水肿液，并见大量吞噬含铁血黄素的巨噬细胞，称为心力衰竭细胞。长期慢性肺淤血可致肺质地变硬，肉眼呈棕褐色，称肺褐色硬化。

肺淤血的患者临床上有明显气促、缺氧、发绀，咳出大量粉红色泡沫痰等症状。

2.肝淤血　多由右心衰竭引起，肝静脉回流受阻，致使肝小叶中央静脉及肝窦扩张淤血。

肉眼观：急性肝淤血时肝脏体积增大，呈暗红色。慢性肝淤血时，肝切面上呈红（淤血区）黄（肝脂肪变区）相间的花纹状，状似槟榔的切面，称为槟榔肝。

镜下观：肝小叶中央静脉及肝血窦扩张，肝细胞因缺氧和受压发生萎缩和坏死，肝小叶周边部肝细胞发生脂肪变性。长期慢性肝淤血可致淤血性肝硬化。

项目二　出　血

出血（hemorrhage）是指血液从血管或心腔溢出。根据发生部位不同，可分为内出血（指血液溢入体腔或组织内）和外出血（指血液流出体外）。

一、出血的类型及原因

出血有生理性出血和病理性出血。前者如正常月经时子宫内膜的出血；后者多由创伤、血管病变及出血性疾病引起。按血液溢出的机制可分为破裂性出血和漏出性出血。

（一）破裂性出血

由心脏或血管壁破裂所致，一般出血量较多。原因如下。

1. 血管机械性损伤　如割伤、刺伤、弹伤等。

2. 血管壁或心脏病变　如心肌梗死后形成的室壁瘤、主动脉瘤或动脉粥样硬化破裂等。

3. 血管壁周围病变侵蚀　如恶性肿瘤侵及周围的血管；结核性病变侵蚀肺空洞壁的血管；消化性溃疡侵蚀溃疡底部的血管等。

4. 静脉破裂　常见于肝硬化时食管下段静脉曲张、破裂出血。

5. 毛细血管破裂　此类出血多发生在局部软组织损伤。

（二）漏出性出血

由于微循环的毛细血管和毛细血管后静脉通透性增高，血液通过扩大的内皮细胞间隙和受损的基底膜漏出于血管外。常见原因如下。

1. 血管壁的损害　常由于缺氧、感染、中毒等损害引起。如脑膜炎双球菌败血症、立克次体感染、流行性出血热、蛇毒、有机磷中毒等损伤毛细血管壁致通透性增高；某些化学药品中毒和细菌毒素如链球菌毒素引起变态反应性血管炎，血管壁也会受损伤；维生素 C 缺乏时毛细血管壁内皮细胞接合处的基质和血管外的胶原基质形成不足，致血管脆性和通透性增加；过敏性紫癜时由于免疫复合物沉着于血管壁引起变态反应性血管炎。

2. 血小板减少或功能障碍　如再生障碍性贫血、白血病、骨髓内广泛性肿瘤转移等均可使血小板生成减少；原发性血小板减少性紫癜、弥散性血管内凝血（disseminated intravascular coagulation，DIC）使血小板破坏或消耗过多；某些药物在体内诱发免疫反应，

所形成的抗原 – 抗体免疫复合物吸附于血小板表面，使血小板连同免疫复合物被巨噬细胞所吞噬；细菌的内毒素及外毒素也有破坏血小板的作用。

3.凝血因子缺乏　凝血因子Ⅷ（血友病 A）、凝血因子Ⅸ（血友病 B）、血管性血友病因子（vWF，血管性血友病），以及纤维蛋白原、凝血酶原、Ⅳ、Ⅴ、Ⅶ、Ⅹ、Ⅺ等因子的先天性缺乏；肝实质疾病如肝炎、肝硬化、肝癌时，凝血因子Ⅶ、Ⅸ、Ⅹ合成减少；DIC 时凝血因子消耗过多等。

二、病理变化

（一）内出血

内出血可见于体内任何部位，血液积聚于体腔内称体腔积血，如心包积血、胸腔积血、腹腔积血和关节腔积血。在组织内局限性的大量出血，称为血肿，如脑硬膜下血肿、皮下血肿、腹膜后血肿等。少量出血时仅能在显微镜下看到组织内有数量不等的红细胞或含铁血黄素的存在。

（二）外出血

鼻黏膜出血排出体外称为鼻出血；肺结核空洞或支气管扩张出血经口排出到体外称为咯血；消化性溃疡或食管静脉曲张出血经口排出到体外称呕血；结肠、胃出血经肛门排出称便血；泌尿道出血经尿排出称尿血；微小的出血进入皮肤、黏膜、浆膜面形成较小（直径 1～2mm）的出血称瘀点，而稍大（直径 3～5mm）的出血称紫癜；直径超过 1～2cm 的皮肤下出血灶称瘀斑。

三、影响及结局

缓慢少量的出血，多可自行止血。局部组织或体腔内的血液，可通过吸收或机化消除，较大的血肿吸收不完全则可机化或纤维包裹。

出血对机体的影响取决于出血的类型、出血量、出血速度和出血部位。破裂性出血若出血过程迅速，在短时间内丧失循环血量的 20%～25% 时，可发生失血性休克。漏出性出血，若出血广泛时，如肝硬化因门静脉高压发生广泛性胃肠道黏膜出血，亦可导致失血性休克。发生在重要器官的出血，即使出血量不多，亦可引起严重的后果，如心脏破裂引起心包内积血，由于心脏压塞，可导致急性心功能不全。脑出血，尤其是脑干出血，因重要的神经中枢受压可致死亡。局部组织或器官的出血，可导致相应的功能障碍，如脑内囊出血引起对侧肢体偏瘫；视网膜出血引起视力减退或失明；慢性反复性出血还可引起缺铁性贫血。

项目三　血栓形成

在活体的心脏和血管内血液发生凝固或血液中某些有形成分凝集形成固体质块的过程，称为血栓形成（thrombosis）。所形成的固体质块称为血栓（thrombus）。

血液中存在着相互拮抗的凝血系统和抗凝血系统（纤维蛋白溶解系统）。在生理状态下，血液中的凝血因子不断地被激活，形成微量的纤维蛋白，沉着于血管内膜上，但其又不断地被激活了的纤维蛋白溶解系统所溶解。同时被激活的凝血因子也不断地被单核巨噬细胞吞噬。这种动态平衡既保证了血液潜在的可凝固性，又保证了血液的流体状态。若在某些诱发凝血过程的因素作用下，上述动态平衡被破坏，触发了凝血过程，便可形成血栓。

一、血栓形成的条件和机制

（一）心血管内皮细胞的损伤

心血管内膜的损伤是血栓形成的最重要和最常见原因。内皮细胞损伤后，暴露出内皮下的胶原，激活血小板和凝血因子Ⅻ，启动了内源性凝血过程。与此同时，损伤的内皮细胞释放组织因子，激活凝血因子Ⅶ，启动外源性凝血过程。通过上述机制，导致血栓形成。

心血管内膜损伤导致血栓形成，多见于动脉粥样硬化、心肌梗死、反复静脉穿刺，以及缺氧、休克、细菌内毒素引起全身广泛的内皮损伤等。

（二）血流状态的改变

血流状态的改变主要是指血流缓慢和血流产生漩涡等改变。正常血流中，红细胞和白细胞在血流的中轴（轴流），其外是血小板，最外层是一层血浆（边流）。血浆将血液的有形成分与血管壁隔开，阻止血小板与内膜接触和激活。当血流减慢或产生漩涡时，血小板可进入边流，增加与内膜的接触机会。由于静脉较动脉壁薄，血流慢，静脉瓣多，易形成漩涡，血液黏性有所增加，所以静脉血栓比动脉多见，下肢血栓较上肢多见。临床上久病卧床、心力衰竭、大手术后、静脉曲张的患者，以及在二尖瓣狭窄时的左心房内、动脉瘤内易并发血栓形成。

（三）血液凝固性增加

血小板和凝血因子增多或纤维蛋白溶解系统活性降低，均可使血液凝固性增高，多见于严重烧伤、创伤及产后大出血。此时血液浓缩，血中凝血因子浓度相对较高，以及血中补充大量幼稚的血小板，黏性增大，使血液呈高凝状态。此外，还可见妊娠期高血压、高脂血症、冠状动脉粥样硬化、吸烟和肥胖症等。

上述三个条件往往同时存在，但常以某一条件为主。

二、血栓形成的过程和类型

（一）形成过程

首先是血小板黏附于内膜损伤后裸露的胶原表面，并释放出二磷酸腺苷（ADP）、血栓素 A_2（TXA_2），使更多的血小板聚集，形成血小板小堆，此时血小板的黏附是可逆的，可被血流冲散消失。但随着内、外源性凝血途径启动，纤维蛋白原转变成纤维蛋白，使黏附的血小板堆牢牢固定于血管内膜表面，成为不可逆的血小板血栓，并作为血栓的头部；在它的下游，有涡流形成，受涡流作用，又形成新的血小板凝集堆，堆积的血小板越来越多，然后形成小梁，小梁之间的纤维素形成网状结构，网罗了红细胞、白细胞，这就形成了血栓体部；最后，下游血流停滞，血液凝固，形成凝血块，构成血栓尾部。这样在静脉内就形成了由头、体、尾构成的延续性的长柱状血栓。

（二）类型

1. 白色血栓　常发生于血流较快的心瓣膜、心腔内和动脉内。在静脉性血栓中，白色血栓位于延续性血栓的起始部，即血栓的头部。

肉眼观：呈灰白色，表面粗糙有波纹，质硬，与血管壁紧密黏着不易脱落。

镜下观：主要由血小板及少量纤维蛋白构成，又称血小板血栓。

2. 混合血栓　静脉内的延续性血栓的体部为混合血栓。

肉眼观：呈灰白色和红褐色层状交替结构，又称层状血栓。

镜下观：主要由淡红色无结构的分支状或不规则珊瑚状的血小板小梁（肉眼呈灰白色）和充满小梁间纤维蛋白网的红细胞（肉眼呈红色）所构成（图3-1），血小板小梁边缘可见有中性粒细胞附着。

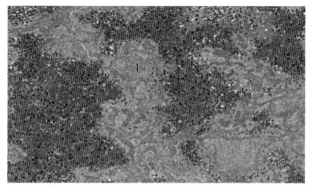

1. 血小板小梁，边缘有白细胞附着；2. 小梁之间充满大量纤维素和红细胞

图 3-1　混合血栓（镜下）

3.红色血栓 构成延续性血栓的尾部。

肉眼观：呈暗红色，新鲜时湿润，有一定的弹性，陈旧的红色血栓由于水分被吸收，变得干燥、无弹性、质脆易碎，可脱落形成栓塞。

镜下观：在纤维素网眼内充满如正常血液分布的血细胞。

4.透明血栓 发生于微循环小血管内，只能在显微镜下见到，又称微血栓。透明血栓主要由纤维蛋白构成，又称为纤维蛋白性血栓，最常见于 DIC。

三、血栓的结局

（一）溶解与吸收

血栓中的纤维蛋白溶解酶和白细胞崩解释放的蛋白溶解酶可将小的、新鲜的血栓完全溶解吸收。

（二）软化与脱落

较大的血栓部分发生溶解软化，在血流冲击下全部或部分脱落成为栓子，随血流运行引起栓塞。

（三）机化与再通

由肉芽组织取代血栓的过程称为血栓机化。在血栓机化的过程中，由于血栓收缩或部分溶解而出现裂隙，周围新生的血管内皮细胞长入并覆盖裂隙表面形成新的血管，这种使已被阻塞的血管重新恢复血流的过程称为再通。

（四）钙化

血栓可发生钙盐沉积称为钙化，形成静脉石或动脉石。

四、血栓形成对机体的影响

血栓形成对破裂的血管起止血的作用，这是对机体有利的一面。但多数情况下血栓形成对机体有不同程度的不利影响，这取决于血栓的部位、大小、类型和血管腔阻塞的程度，以及有无侧支循环的建立。

（一）阻塞血管

动脉血管管腔未完全阻塞时，可引起局部器官或组织缺血，实质细胞萎缩。若完全阻塞，且未建立有效的侧支循环时，则引起局部器官或组织缺血性坏死（梗死）。静脉血栓形成，若未能建立有效的侧支循环，则引起局部淤血、水肿、出血，甚至坏死。

（二）栓塞

血栓部分或全部脱落可成为血栓栓子，随着血流运行引起栓塞。若栓子内含有细菌，可引起栓塞组织发生败血性梗死或脓肿形成。

（三）心瓣膜变形

心瓣膜上反复形成的血栓发生机化，可使瓣膜增厚、变硬、缩短和粘连等，从而造成瓣膜口狭窄或关闭不全，进而导致心功能不全。

（四）广泛性出血

DIC 时因微循环内广泛血栓形成，大量凝血物质被消耗，导致血液处于低凝状态，引起广泛性出血和休克。

项目四 栓 塞

在循环血液中出现的不溶于血液的异常物质，随着血流运行阻塞血管腔的现象称为栓塞（embolism）。阻塞血管的异常物质称为栓子。栓子可以是固体、液体或气体。最常见的栓子是脱落的血栓或其节段。罕见的为脂肪滴、空气、羊水和肿瘤细胞团。

一、栓子的运行途径

栓子一般随血流方向运行，最终停留在于口径与其相当的血管并阻断血流。来自不同血管系统的栓子，其运行途径不同（图 3-2）。

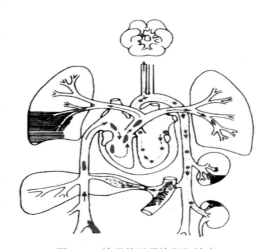

1. 静脉系统及右心栓子　来自体静脉系统及右心的栓子随血流进入肺动脉主干及其分支，引起肺栓塞。

2. 主动脉系统及左心栓子　来自主动脉系统及左心的栓子，随动脉血流运行，阻塞于各器官的小动脉内，常见于脑、脾、肾及四肢的指、趾部。

3. 门静脉系统栓子　引起肝内门静脉分支的栓塞。

图 3-2　栓子的运行途径与栓塞

4. 交叉性栓塞　偶见来自右心或腔静脉系统的栓子，在右心压力升高的情况下通过先天性房（室）间隔缺损到达左心，再进入体循环系统引起栓塞。

5. 逆行性栓塞　极罕见于下腔静脉内血栓，在胸、腹压突然升高（如咳嗽或深呼吸）时，使血栓一时性逆流至肝、肾、髂静脉分支并引起栓塞。

二、栓塞的类型和对机体的影响

（一）血栓栓塞

由血栓或血栓的一部分脱落引起的栓塞称为血栓栓塞，是栓塞最常见的原因，占所有栓塞的99%以上。由于血栓栓子的来源、大小和栓塞部位的不同，对机体的影响也不相同。

1.肺动脉栓塞　栓子95%以上来自下肢膝部以上的深部静脉，特别是腘静脉、股静脉和髂静脉，偶可来自右心附壁血栓。根据栓子的大小和数量，其引起栓塞的后果不同：①如栓子较小，栓塞少数小分支，一般不引起严重后果，因为肺有双重血液供应；如在栓塞前，肺已有严重淤血，微循环内压力升高，支气管动脉侧支循环不能充分发挥作用，可引起肺的出血性梗死；②如栓子较大，栓塞在肺动脉主干或大分支内，或栓子较小但数量较多，广泛栓塞于肺动脉多数小分支，患者可出现呼吸困难、发绀、休克、甚至猝死。

2.体循环动脉栓塞　栓子大多数来自左心腔，如亚急性细菌性心内膜炎时心瓣膜赘生物、二尖瓣狭窄时左心房附壁血栓、心肌梗死区心内膜上的附壁血栓。动脉栓塞的主要部位为下肢、脑、肠、肾和脾。栓塞的后果取决于栓塞的部位和局部的侧支循环情况，以及组织对缺血的耐受性。当栓塞的动脉缺乏有效的侧支循环时，可引起局部组织的梗死。上肢动脉吻合支丰富，肝脏有肝动脉和门静脉双重供血，故很少发生梗死。

（二）脂肪栓塞

循环血流中出现脂肪滴阻塞小血管，称为脂肪栓塞。脂肪栓塞的栓子常来源于长骨骨折、脂肪组织严重挫伤和烧伤，以及脂肪肝受挤压时，脂滴进入血循环引起脂肪栓塞。直径大于20μm的脂滴栓子引起肺动脉分支、小动脉或毛细血管的栓塞；直径小于20μm的脂滴栓子可通过肺泡壁毛细血管经肺静脉至左心达体循环的分支，引起全身多器官的栓塞，最常阻塞脑的血管。

脂肪栓塞的后果，取决于栓塞部位及脂滴数量的多少。少量脂滴入血，可被巨噬细胞吞噬吸收，无不良后果。若大量脂滴（9～20g）短期内进入肺循环，使75%的肺循环面积受阻时，可引起窒息和因急性右心衰竭而死亡。

（三）气体栓塞

大量空气迅速进入血液循环或原溶于血液内的气体迅速游离，形成气泡阻塞心血管，称为气体栓塞。

1.空气栓塞　多由于静脉损伤破裂，外界空气由缺损处进入血流所致。如头颈、胸壁和肺手术或创伤时损伤静脉、使用正压静脉输液，以及人工气胸或气腹误伤静脉时，空气可因吸气时静脉腔内的负压而被吸引，由损伤口进入静脉。

空气进入血液循环的后果取决于进入的速度和气体量。小量气体入血，可溶解于血液内，不会发生气体栓塞。若大量气体（多于100mL）迅速进入静脉，随血流到右心后，因心脏搏动将空气与血液搅拌形成大量血气泡，使血液变成泡沫状充满心腔，阻碍了静脉血的回流和向肺动脉的输出，造成严重的循环障碍。患者可出现呼吸困难、发绀，甚至可导致猝死。进入右心的部分气泡可进入肺动脉，阻塞小的肺动脉分支，引起肺小动脉气体栓塞。小气泡亦可经过肺动脉小分支和毛细血管到左心，引起体循环一些器官的栓塞。

2. 减压病　人体从高气压环境迅速进入常压或低气压的环境，原来溶于血液、组织液的气体包括氧气、二氧化碳和氮气迅速游离形成气泡，氧和二氧化碳可再溶于体液内被吸收，但氮气在体液内溶解迟缓，在血液和组织内形成很多微气泡或融合成大气泡，称为氮气栓塞。多见于潜水员从深水迅速浮出水面，或飞行员急速升空时。病变轻者，被栓塞的组织器官出现功能障碍，如关节、肌肉疼痛等；重者危及生命。

（四）羊水栓塞

羊水栓塞是分娩过程中一种罕见严重合并症（1/50000人），死亡率极高。在分娩过程中，羊膜破裂、早破或胎盘早期剥离，又逢胎儿阻塞产道时，由于子宫强烈收缩，宫内压增高，可将羊水压入子宫壁破裂的静脉窦内，经血液循环进入肺动脉分支、小动脉及毛细血管内引起羊水栓塞。证据是显微镜下观察到肺小动脉和毛细血管内有角化鳞状上皮、胎毛、皮脂、胎粪和黏液等羊水成分。本病发病急，患者常突然出现呼吸困难、发绀、休克甚至死亡。

（五）其他栓塞

恶性肿瘤细胞侵入血管内，引起瘤细胞栓塞，并能在该处继续生长，形成转移瘤；细菌栓子既可引起栓塞现象，又可造成炎症的扩散；寄生虫及虫卵进入血液也可引起栓塞。

项目五　梗　死

局部组织或器官因血流供应中断，侧支循环不能充分建立而引起的缺血性坏死，称为梗死（infarction）。

一、梗死的原因

1. 血栓形成　血管血栓形成导致动脉血流中断或灌流不足是梗死形成的最常见的原因。主要见于冠状动脉、脑动脉粥样硬化合并血栓形成时引起的心肌梗死和脑梗死。

2. 动脉栓塞　多为动脉栓塞，亦可为气体、羊水、脂肪栓塞，常引起脾、肾、肺和脑的梗死。

3. 动脉痉挛　在严重的冠状动脉粥样硬化或合并硬化灶内出血的基础上，冠状动脉可发生强烈和持续的痉挛，引起心肌梗死。

4. 血管受压闭塞　如位于血管外的肿瘤压迫血管；肠扭转、肠套叠和嵌顿疝时，肠系膜静脉和动脉受压或血流中断，卵巢囊肿扭转及睾丸扭转致血流供应中断等引起的坏死。

二、梗死的形态特征

梗死是局部组织的坏死，其形态因不同组织器官而有所差异。

（一）梗死灶的形状

取决于发生梗死的器官血管分布方式。多数器官的血管呈锥形分支，如脾、肾、肺等，故梗死灶也呈锥形，切面呈扇面形，或三角形，其尖端位于血管阻塞处，常指向该器官的门部，底部为器官的表面；肠系膜血管呈扇形分支支配某一肠段，故肠梗死灶呈节段形；心冠状动脉分支不规则，故梗死灶形状也不规则，呈地图状。

（二）梗死灶的质地

取决于坏死的类型。心、脾、肾的梗死为凝固性坏死，坏死组织较干燥、质硬、表面下陷。脑梗死为液化性坏死，新鲜时质软疏松，长期梗死后可液化形成囊腔。

（三）梗死灶的颜色

取决于病灶内的含血量，含血量少时颜色灰白，称为贫血性梗死或白色梗死。含血量多时，颜色暗红，称为出血性梗死或红色梗死。

三、梗死的类型

根据梗死灶内含血量的多少和有无合并细菌感染，将梗死分为以下三种类型。

（一）贫血性梗死

发生于组织结构较致密且侧支循环不充分的实质器官，如脾、肾、心和脑组织。由于梗死灶组织致密，故出血量反而不多，梗死灶呈灰白色。发生于脾、肾的梗死灶呈锥形，尖端向血管阻塞的部位，底部靠脏器表面，浆膜面常有少量纤维素性渗出物被覆。心肌梗死灶呈不规则地图状。梗死的早期，梗死灶与正常组织交界处常见一充血出血带，数日后变成黄褐色。晚期病灶表面下陷，质地变坚实，黄褐色出血带消失，由肉芽组织和瘢痕组织取代。镜下呈凝固性坏死改变。此外，脑梗死一般为贫血性梗死，坏死组织变软、液化，以后形成囊状。

（二）出血性梗死

1. 发生条件

（1）**严重淤血**　如肺淤血，是肺梗死形成的重要先决条件。因为在肺淤血情况下，肺静脉和毛细血管内压增高，影响了肺动脉分支阻塞后建立有效的肺动脉和支气管动脉侧支循环，引起肺出血性梗死。

（2）**组织疏松**　肠和肺的组织较疏松，梗死初期疏松的组织间隙可容纳多量漏出的血液，当组织坏死吸收水分而膨胀时，也不能把漏出的血液挤出梗死灶外，因而梗死灶为出血性梗死。

2. 常见类型

（1）肺出血性梗死　常位于肺下叶，常多发，病灶大小不等，呈锥形（楔形），尖端朝向肺门，底部紧靠肺膜，肺膜面有纤维素性渗出物。梗死灶质实，因弥漫性出血呈暗红色，略向表面隆起，时间久后肉芽组织长入，梗死灶变成灰白色，病灶表面局部下陷。镜下梗死灶呈凝固性坏死，可见肺泡轮廓，肺泡腔、小支气管腔及肺间质充满红细胞。早期红细胞轮廓尚保存，以后崩解。梗死灶边缘与正常肺组织交界处的肺组织充血、水肿及出血。临床上可出现胸痛、咳嗽及咯血、发热及白细胞计数升高等表现。

（2）肠出血性梗死　多见于肠系膜动脉栓塞和静脉血栓形成，或在肠套叠、肠扭转、嵌顿疝、肿瘤压迫等情况下引起出血性梗死。肠梗死灶呈节段性暗红色，肠壁因淤血、水肿和出血呈明显增厚，随之肠壁坏死，质脆易破碎，肠浆膜面可有纤维素性脓性渗出物被覆。临床上，由于血管阻塞，肠壁肌肉缺血缺氧引起持续性痉挛致剧烈腹痛；因肠蠕动加强可产生逆蠕动引起呕吐；肠壁坏死累及肌层及神经，可引起麻痹性肠梗阻；肠壁全层坏死可致穿孔及腹膜炎，引起严重后果。

（三）败血性梗死

由含有细菌的栓子阻塞血管引起。常见于急性感染性心内膜炎，含细菌的栓子从心内膜脱落，顺血流运行而引起相应组织器官动脉栓塞所致。梗死灶内可见有细菌团及大量炎细胞浸润，若有化脓性细菌感染时，可形成脓肿。

四、梗死对机体的影响

梗死对机体的影响取决于发生梗死的器官、梗死灶的大小和部位，以及有无细菌感染等因素。重要器官的大面积梗死可引起器官严重功能障碍，甚至导致患者死亡。梗死若发生在肾、脾，则对机体影响较小，常常仅引起局部症状。如肾梗死可出现腰痛和血尿，不影响肾功能；肺梗死有胸痛和咯血；肠梗死常出现剧烈腹痛、血便和腹膜炎的症状；肺、肠、四肢的梗死，若继发腐败菌感染，可引起坏疽，后果严重；败血性梗死，如急性感染性心内膜炎含化脓性细菌栓子的脱落引起的栓塞，梗死灶内可出现脓肿。

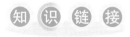

急性心肌梗死

急性心肌梗死是冠状动脉急性、持续性缺血缺氧所引起的心肌坏死。临床上多有剧烈而持久的胸骨后疼痛，休息及服用硝酸酯类药物不能完全缓解，伴有血清心肌酶活性增高及进行性心电图变化，可并发心律失常、休克或心力衰竭，常可危及生命。本病在欧美最常见，美国每年约有150万人发生心肌梗死。中国近年来呈明显上升趋势，每年新发心梗至少60万例，死亡率在30%以上。

复习思考

简答题

1. 慢性肺淤血的镜下病理变化有哪些？

2. 肺动脉栓塞对机体的影响有哪些？

3. 贫血性梗死与出血性梗死有哪些区别？

扫一扫，知答案

扫一扫，看课件

模 块 四

炎 症

【学习目标】

1. 掌握炎症、渗出、炎性水肿、假膜性炎、脓肿、蜂窝织炎的概念；炎症局部组织的基本病理变化。

2. 熟悉炎症的原因、分类及各类型病理变化特点。

3. 了解炎症的结局。

📚 案例导入

女性患者，48岁，患有慢性阑尾炎。突发右下腹部疼痛，行阑尾切除术。病理学检查：阑尾肿胀，浆膜面充血，可见黄白色渗出物。阑尾腔内充满脓液。

问题：

1. 请问该患者阑尾发生了什么病理变化？

2. 其镜下的病理变化有哪些？

项目一 概 述

一、炎症的概念

炎症（inflammation）是指具有血管系统的活体组织对各种损伤因子所发生的防御反应过程。炎症不是一个独立性疾病，而是一种损伤、抗损伤和修复相统一的病理过程。

二、炎症的原因

任何能够引起组织损伤的因素都可成为炎症的原因，即致炎因子。致炎因子种类繁多，可归纳为以下几类。

1. 生物性因素　最常见、最重要的原因，包括细菌、病毒、支原体、螺旋体、真菌和寄生虫等，其中以细菌和病毒最为常见。

2. 理化性因素　高温、低温、电击、放射线、紫外线和机械损伤等物理性因素；强酸、强碱、强氧化剂、病理状态下积聚于体内的尿酸、尿素等化学性因素。

3. 免疫性因素　超敏反应（过敏性鼻炎、荨麻疹等）、自身免疫性疾病（系统性红斑狼疮、系统性结肠炎等）和免疫复合物异常沉积导致的肾小球肾炎等。

4. 坏死组织　可作为潜在的致炎因子引起炎症反应。

项目二　炎症的基本病理变化

炎症的基本病理变化包括变质、渗出、增生。一般来说，炎症早期和急性炎症常以变质、渗出为主，炎症晚期和慢性炎症多以增生为主。变质、渗出、增生可相互联系、相互影响。变质属于机体损伤性过程，渗出和增生则属于机体抗损伤和修复过程。

一、变质

炎症局部组织细胞的变性、坏死称为变质（alteration）。变质细胞的形态和功能、代谢可发生障碍。

1. 形态变化　实质细胞和间质均可发生变质。

（1）实质细胞　细胞水肿、脂肪变性、细胞坏死及凋亡等。

（2）间质细胞　黏液样变性、玻璃样变性和纤维素样坏死等。

2. 代谢变化

（1）局部酸中毒　局部糖、脂肪、蛋白质分解代谢增强，组织耗氧量增加，导致无氧糖酵解加速，酸性代谢产物堆积，发生乳酸酸中毒。

（2）局部渗透压升高　炎症局部分解代谢增强，大量坏死组织崩解及细胞外液钾离子浓度升高，可致局部渗透压升高。

二、渗出

炎症局部血管内的液体、蛋白质和血细胞通过血管壁进入组织间隙、体腔、体表或黏膜表面的过程，称为渗出（exudation）。渗出的血浆和细胞成分称为渗出物。渗出过程包括血流动力学改变、血管壁通透性升高和白细胞渗出三部分。

1. 血流动力学改变　急性炎症时血流动力学的变化一般按以下顺序发生（图4-1）。

（1）细动脉短暂收缩　损伤后立即出现，仅持续几秒钟，多由神经调节和化学介质引起。

（2）血管扩张和血流加速　在神经反射和炎症介质的作用下，炎症局部细动脉和毛细血管由收缩转为扩张，血流加速，血流量增加，局部发红、发热即动脉性充血，可持续数分钟至数小时不等。

（3）血流速度减慢　小静脉和毛细血管在炎症介质的作用下持续扩张，导致静脉淤血。血浆渗出，血管内红细胞浓集，血液黏稠度增加，血流缓慢甚至停滞。

2.血管壁通透性升高　这与炎症局部血管内皮细胞的完整性受到破坏有关。炎症时富含蛋白质的液体渗出到血管外，称为渗出液；渗出液可在组织间隙（体腔）聚集形成炎性水肿（炎性积液），这与一般水肿时出现的漏出液不同。由于毛细血管内流体静压升高而漏出到血管外的液体，称为漏出液。了解渗出液、漏出液的区别有利于临床一些疾病的鉴别和诊断（表4-1）。

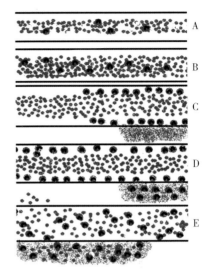

A. 正常血流；B. 血管扩张，血流加快；
C. 血管进一步扩张，血流变慢，血浆渗出；
D. 血流缓慢，白细胞游出血管；E. 血流明显减慢，白细胞游出增多，红细胞漏出

图4-1　急性炎症血流动力学变化模式图

表4-1　渗出液与漏出液的比较

	渗出液	漏出液
原因	炎症	非炎症
蛋白含量	30g/L 以上	30g/L 以下
比重	> 1.020	< 1.012
有核细胞数	> 0.5×10⁹/L	< 0.5×10⁹/L
黏蛋白试验	阳性	阴性
凝固性	能自凝	不能自凝
透明度	混浊	澄清

渗出液具有重要的防御作用：①稀释毒素和有害物质，减轻对局部组织的损伤；②渗出液中的抗体和补体有利于消灭病原微生物；③为局部组织提供营养物质，清除代谢产物；④限制病原菌扩散，利于吞噬细胞吞噬；⑤炎症后期，参与构成修复支架。但过多的渗出液也可影响器官功能。如心包积液可压迫心脏；心包粘连可影响心脏的舒缩功能；胸膜粘连影响肺的呼吸功能。

3.白细胞渗出　炎症局部血管内的白细胞穿过血管壁游走到损伤部位的过程称为白细

胞渗出。白细胞渗出是炎症反应重要的形态学特征。渗出的白细胞称为炎细胞。炎细胞在炎症区域内聚集称为炎细胞浸润。

（1）白细胞渗出过程　白细胞渗出是一个主动而复杂的连续性过程，包括白细胞边集和滚动、白细胞黏附、白细胞游出和趋化等阶段，并在趋化因子作用下到达炎症病灶发挥吞噬作用。

（2）白细胞在炎症病灶中的作用　①吞噬作用：在趋化因子作用下，白细胞游出并到达炎症病灶，吞噬细菌、病毒和崩解的组织碎片；②免疫作用：巨噬细胞吞噬抗原，并将其加工、处理后传递给 T、B 淋巴细胞，使之活化并产生细胞因子和抗体，杀伤病原微生物；③组织损伤作用：白细胞在发挥吞噬作用的同时，还可将自身合成的一些化学物质（炎症介质）释放到细胞外基质中，引起内皮细胞和组织损伤。

在致炎因子作用下，由局部细胞释放或体液中产生的参与炎症反应的一系列化学物质称为炎症介质。主要炎症介质及其作用（表4-2）。

表4-2　主要炎症介质及其作用

介质	来源	血管扩张	血管通透性	趋化作用	发热	致痛	组织损伤
组织胺	肥大细胞、血小板	+	+				
5-羟色胺	肥大细胞、血小板	+	+				
前列腺素	细胞质膜磷脂	+	+	+	+	+	
白三烯	肥大细胞		+	+			
溶酶体酶	中性粒细胞		+	+			+
淋巴因子	T 淋巴细胞		+	+			
缓激肽	血浆蛋白质	+	+			+	
补体 C3a、C5a	补体系统	+	+	+			
纤维蛋白多肽	凝血系统		+	+			

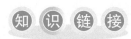

类白血病反应

类白血病反应是某种因素刺激机体的造血组织引起的某种细胞增多或核左移，似白血病现象。临床上外周白细胞计数达（40～100）×10^9/L 以上，包括粒细胞型、淋巴细胞型、浆细胞型、红白血病型及混合细胞型，其中以中性粒细胞最多见。本病最多见于细菌和病毒的严重感染等，以儿童及青少年较多见。

三、增生

炎症局部细胞增殖，数目增多，称为增生（proliferation）。增生的细胞主要为血管内皮细胞、巨噬细胞和成纤维细胞。增生常见于炎症后期和慢性炎症，早期增生改变较轻微。

增生是机体的一种重要防御反应。增生的巨噬细胞可清除组织崩解产物，吞噬病原体；增生的血管内皮细胞和成纤维细胞可形成肉芽组织，机化形成瘢痕，修复受损组织。但过度增生也可影响组织器官的结构及功能，如肝炎后肝硬化中形成的大量假小叶。

项目三　炎症的局部表现与全身反应

一、局部表现

炎症局部表现包括红、肿、热、痛和功能障碍。炎症局部血管扩张、血流加速可致局部发红、发热；局部血管充血，液体外渗可致肿胀；炎症介质作用及渗出物压迫可引起疼痛；实质细胞的变性、坏死，渗出物的压迫、阻塞及局部疼痛可引起局部脏器的功能障碍。

二、全身反应

1. 发热　多由病原微生物引起。一定程度的体温升高可增强机体抵抗力。

2. 白细胞变化　炎症发生时，血液中白细胞数目增多。但炎症性质及感染的病原体不同，其增多的白细胞也不尽相同（表4-3）。

3. 单核巨噬细胞系统增生　这是机体防御为主的反应，主要表现为肝、脾和淋巴结肿大。

4. 实质器官的病变　炎症较严重时，由于病原微生物及其毒素的作用，以及局部血液循环障碍、发热等因素的影响，心、肝、肾等器官实质细胞可发生不同程度的变性、坏死，引起相应临床表现。

表4-3　常见白细胞种类、功能及临床意义

种类	功能	临床意义
中性粒细胞	吞噬、溶解细菌	急性化脓性炎症
单核细胞（巨噬细胞）	吞噬异物、递呈抗原	急性炎症后期、慢性炎症、病毒感染
嗜酸性粒细胞	吞噬抗原抗体复合物	寄生虫感染、超敏反应性疾病
淋巴细胞	细胞免疫、体液免疫	慢性炎症、病毒、立克次体感染
嗜碱性粒细胞	释放肝素、组织胺等	变态反应性疾病

项目四 炎症的分类及病变特点

临床上一般将炎症划分为超急性炎症、急性炎症、亚急性炎症和慢性炎症四个类型。其中又以急性炎症和慢性炎症最为常见。根据炎症的基本病理变化又可将炎症划分为变质性炎、渗出性炎和增生性炎三大类型。

一、急性炎症

起病急，病程短，可持续数天至一个月。症状明显，局部病变常以变质、渗出为主，增生较轻微，炎症灶内常伴有大量中性粒细胞浸润，如急性阑尾炎。

（一）变质性炎

变质性炎（alterative inflammation）是以组织细胞的变性、坏死为主的炎症。多发生于心、肝、脑、肾等代谢旺盛的实质器官。常见于急性炎症及某些重症感染、中毒等，如急性病毒性肝炎、流行性乙型脑炎。

（二）渗出性炎

渗出性炎（exudative inflammation）是以渗出为主的炎症，并伴有不同程度的变质、增生。依据渗出物的主要成分和病变特点，可将渗出性炎划分为浆液性炎、纤维素性炎、化脓性炎和出血性炎四种类型。

1. 浆液性炎（serous inflammation） 浆液性炎是以浆液渗出为主的渗出性炎，主要成分为血浆，内含少量蛋白质、中性粒细胞和纤维素。浆液性炎多见于急性炎症早期，好发于皮肤、黏膜、浆膜及疏松结缔组织等处。如皮肤二度烧伤形成的水疱；感冒初期，鼻黏膜排出大量浆液性分泌物；形成浆膜腔积液的风湿性关节炎和毒蛇咬伤所致的局部炎性水肿。浆液性炎一般较轻，病因去除后，浆液逐渐吸收。但若渗出液过多，可压迫器官，影响其功能。

2. 纤维素性炎（fibrinousinflammation） 纤维素性炎是以纤维蛋白原渗出为主，并在炎症灶内形成纤维蛋白（纤维素）的渗出性炎。纤维素大量渗出表明炎症局部血管壁通透性明显增加，多由细菌毒素或毒物感染所致，好发于黏膜、浆膜和肺组织。发生于黏膜的纤维素性炎，其渗出的纤维素与白细胞、脱落的上皮细胞和坏死的黏膜组织混合在一起，形成一层灰白色膜状物覆盖在黏膜表面，形成假膜，又称为假膜性炎。如细菌性痢疾引起的假膜性肠炎（图 4-2A）。发生于心包的纤维素性炎，随着心脏的收缩和舒张，心包脏层、壁层间的纤维素被反复牵拉、撕扯，形成絮状、绒毛状的突起覆盖在心脏表面，称为"绒毛心"（trichocardia）（图 4-2B）。纤维素炎多呈急性过程，渗出的纤维素可被溶解酶水解、吸收，或通过自然管道排出。若不能被完全溶解则机化、粘连，如大叶性肺炎的肺肉质变。

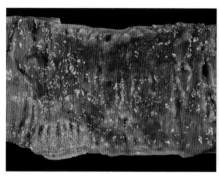
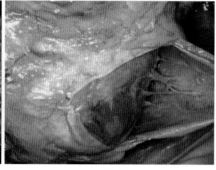

A. 假膜性肠炎　　　　　　　　　　　　　B. 绒毛心

图 4-2　纤维素性炎

3. 化脓性炎（suppurative inflammation）　化脓性炎是以中性粒细胞大量渗出为主，并伴有不同程度的组织坏死和大量脓液形成。化脓性炎多由金黄色葡萄球菌、链球菌、脑膜炎双球菌、大肠杆菌等引起，亦可因某些化学物质和机体坏死组织所致。变性、坏死的中性粒细胞，称为脓细胞；混浊的脓性渗出物，称为脓液，由脓细胞、坏死组织、细菌和少量浆液组成。

根据病因和发病部位，可将化脓性炎分为脓肿、蜂窝织炎、表面化脓和积脓。

（1）脓肿（abscess）　器官或组织内的局限性化脓性炎症。其主要特征为含有脓肿膜和脓腔。周围肉芽组织增生形成脓肿膜；局部组织发生坏死溶解形成含有脓液的脓腔。脓肿好发于皮肤和内脏，主要由金黄色葡萄球菌引起。如肺、脑等内脏器官的脓肿；皮肤的疖、痈等。疖是单个毛囊感染所致的急性化脓性炎症；痈是多个毛囊相融合所形成的急性化脓性炎症（图 4-3）。

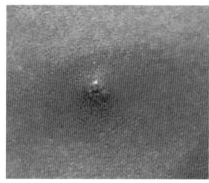

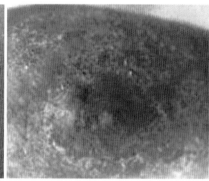

A. 疖　　　　　　　　　　　　　　　　　B. 痈

图 4-3　局限性脓肿

小脓肿可逐渐吸收、消散；较大脓肿因脓液吸收困难，需要及时切开或穿刺排脓。脓液排除后，皮肤黏膜表面形成的凹陷性缺损称为溃疡；深部脓肿向体表或自然管道溃破后形成病理性盲管，称为窦道（一个开口）或瘘管（两个或两个以上开口）。如肛门周围脓肿破溃引流排出后形成的窦道或瘘管（图4-4）。

（2）蜂窝织炎（phlegmonous inflammation） 发生于疏松结缔组织的弥漫性化脓性炎症。常见于皮肤、肌肉和阑尾等处，多由溶血性链球菌引起。溶血性链球菌分泌透明质酸酶和链激酶，降解组织中的透明质酸和纤维素，使得细菌易于通过组织间隙和淋巴管进行扩散。显微镜下可见炎症组织内有大量中性粒细胞弥漫性浸润，且与周围正常组织分界不清。但局部组织坏死较轻微，故痊愈后一般不留病理性痕迹（图4-5）。

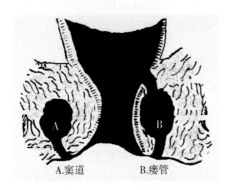

图4-4 肛周脓肿

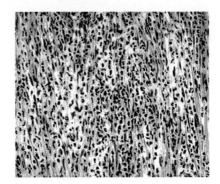

图4-5 蜂窝织炎性阑尾炎

（3）表面化脓和积脓 发生于黏膜或浆膜表面的化脓性炎症。发生在黏膜表面的化脓性炎症称为脓性卡他性炎。脓性渗出物主要向黏膜表面渗出，如化脓性支气管炎。发生在浆膜的化脓性炎症，若脓液积聚于浆膜腔，排出不畅可造成积脓，如胸腔积脓、胆囊积脓等。

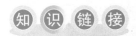

卡他性炎

卡他源于希腊语，是"向下流"的意思。发生于黏膜的渗出性炎症，称为卡他性炎。根据渗出物成分的不同，卡他性炎可分为浆液性卡他性炎、黏液性卡他性炎和脓性卡他性炎。如发生于感冒初期的浆液性卡他性炎、细菌性痢疾早期的黏液性卡他性炎和化脓性支气管炎早期的脓性卡他性炎。

4. 出血性炎（hemorrhagic inflammation） 炎症局部小血管受损严重时，血管壁通透性增强，渗出物中含有大量红细胞。常见于流行性出血热、钩端螺旋体病、炭疽和鼠疫等。出血性炎常与其他类型的炎症混合出现。

上述各类型炎症可单独发生，也可同时存在。在炎症的发生、发展过程中，不同类型炎症间可相互转化，如浆液性炎转化为化脓性炎。

（三）增生性炎

增生性炎（proliferative inflammation）炎症局部以增生为主，变质和渗出较轻微，多见于慢性炎症。但少数急性炎症也可为增生性炎，如急性肾小球肾炎。

根据病变特点，增生性炎又可分为一般增生性炎和肉芽肿性炎。

1. 一般增生性炎　病变无特异性，以成纤维细胞和血管内皮细胞增生为主，有时伴有局部的被覆上皮、腺上皮增生，炎区有单核细胞、淋巴细胞、浆细胞浸润，又称为非特异性增生性炎症。

一般增生性炎在某些部位可形成特殊的形态特征：

（1）炎性息肉　局部黏膜上皮、腺体和肉芽组织增生，形成突出于黏膜表面的带蒂肿物，称炎性息肉，如鼻息肉、宫颈息肉、结肠息肉（图4-6A）。

（2）炎性假瘤　局部组织炎性增生，形成境界清楚的肿瘤样团块，肉眼及影像学检查与肿瘤极为相似，故称炎性假瘤，好发于肺和眼眶（图4-6B）。临床上多通过病理学检查与真性肿瘤相鉴别。

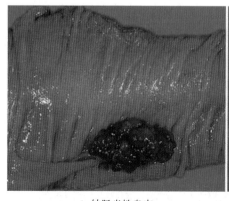 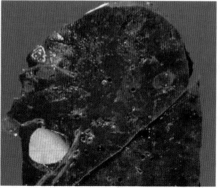

A.结肠炎性息肉　　　　　　　　　　　B.肺部炎性假瘤

图4-6　一般增生性炎

2. 肉芽肿性炎（granulomatous inflammation）　以巨噬细胞及其演变的细胞增生为主，形成境界清楚的结节状病灶。根据致炎因素不同可分为感染性肉芽肿和异物性肉芽肿。

（1）感染性肉芽肿　由结核杆菌、伤寒杆菌等病原微生物感染引起，形成特殊的形态特征，如结核性肉芽肿（图4-7A）、伤寒肉芽肿等。

（2）异物性肉芽肿　由外科缝线、粉尘、滑石粉、木刺等异物引起。单个巨噬细胞很难将异物吞噬，便由多个巨噬细胞相互融合，形成异物巨细胞来吞噬、降解异物（图4-7B）。

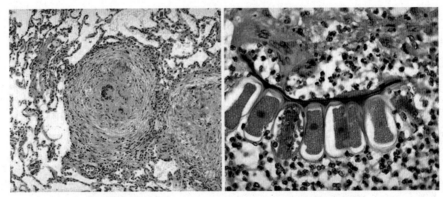

A. 结核性肉芽肿　　　　　　　　　　B. 异物性肉芽肿

图 4-7　肉芽肿性炎

二、慢性炎症

起病缓慢，病程长，可持续数月至数年，局部病变以增生为主，变质、渗出较轻微。慢性炎症可由急性炎症迁延而来，也可逐渐呈慢性经过。当机体抵抗力减弱、病原体作用增强时，慢性炎症也可转化为急性炎症，如慢性胆囊炎急性发作。

项目五　炎症的结局

炎症过程中，致炎因子引起的损伤与机体抗损伤反应之间的力量对比决定着炎症的发生、发展和结局。炎症的结局可有以下三种情况。

一、痊愈

1. 完全痊愈　机体抵抗力较强或经过适当治疗，病原微生物被消灭，渗出物、坏死组织被及时溶解、吸收，局部组织细胞完全再生修复，恢复正常的结构和功能。

2. 不完全痊愈　组织细胞损伤严重，坏死组织或渗出物不能被完全吸收或排出，由肉芽组织增生修复，填补缺损，形成瘢痕，组织器官不能完全恢复其正常的结构和功能。

二、迁延不愈或转为慢性

机体抵抗力较低、治疗不彻底或致炎因子持续存在，可使炎症迁延不愈或急性炎症转为慢性炎症。如急性阑尾炎转变为慢性阑尾炎。

三、蔓延扩散

病人抵抗力低下，病原微生物毒力强、数量多或治疗不及时，病原微生物可不断在体内繁殖，向周围组织蔓延扩散。

1.**局部蔓延**　经组织间隙或自然管道向周围组织和器官蔓延。如肺结核病可沿支气管播散，形成新的结核病灶。

2.**淋巴道播散**　随淋巴液回流或直接侵入淋巴管，引起相应部位的淋巴管炎及局部淋巴结炎。

3.**血道播散**　病原微生物及其毒素可直接或间接侵入血液循环，引起菌血症、毒血症、败血症和脓毒败血症等（表4-4）。

（1）**菌血症**　细菌由局部吸收入血，病人无中毒症状。血液中可查到细菌，如流行性脑脊髓膜炎早期。

（2）**毒血症**　细菌毒素被吸收入血，临床上出现高热、寒战等中毒症状，常伴有心、肝、肾等实质细胞的变性或坏死，严重者可出现中毒性休克。血培养查不到致病菌。

（3）**败血症**　细菌入血并在血液中大量繁殖，产生毒素。临床上除了有毒血症的症状外，还常出现皮肤、黏膜的多发性出血斑点，脾脏和淋巴结肿大等。血培养可查到致病菌。

（4）**脓毒败血症**　由化脓菌引起的败血症。临床上除了有败血症的症状外，还可在多个脏器同时形成多发性脓肿，可危及生命。

表4-4　血道播散结局

	细菌入血	细菌繁殖	毒素入血	全身中毒	器官脓肿
菌血症	+				
毒血症			+	+	
败血症	+	+	+	+	
脓毒败血症	+	+	+	+	+

复习思考

简答题

1.炎症局部的临床表现有哪些？是如何引起的？

2.渗出液在炎症反应过程中有哪些防御意义？

3.炎症如何分类？其基本病理变化有哪些？

扫一扫，知答案

扫一扫，看课件

模 块 五

肿 瘤

【学习目标】

1. 掌握肿瘤的概念、肿瘤细胞的特征、肿瘤的异型性、肿瘤生长及扩散特点、良性肿瘤与恶性肿瘤的区别、癌和肉瘤的概念、恶性肿瘤的命名原则、癌前病变及原位癌。

2. 熟悉肿瘤性增生与其他类型增生的区别、肿瘤对机体的影响、肿瘤的分级与分期、熟悉异型增生。

3. 了解肿瘤的一般形态与组织结构特点、了解肿瘤的分类、癌和肉瘤的区别。

案例导入

女性患者，43岁。3个月前洗澡时，无意发现左乳外上象限有一结节，2cm大小。查体：左乳外上象限结节，移动度较差，乳头回缩，乳晕外皮肤呈"橘皮样"外观，无乳头溢液，左侧腋下触及淋巴结肿大，凸凹不平。右乳及右侧腋下未见异常。左侧乳腺X线钼靶提示乳腺肿物内有散在钙化灶。行左乳切除术，切除标本送检。病理学检查：术后乳腺导管上皮细胞增生，细胞异型性明显，呈浸润性生长，破坏乳腺组织结构，细胞核可见病理核分裂象。

问题：

1. 请问该患者左乳发生了什么变化？

2. 该手术切除的组织，其镜下的病理变化反映了什么？

3. 根据你所学到的肿瘤学知识，初步判断该肿瘤属于良性还是恶性？依据有哪些？

项目一　肿瘤的概念

肿瘤是机体在各种致瘤因素作用下，局部组织细胞在基因水平上失去对其生长和分化的正常调控，导致其克隆性异常增生而形成的新生物，常表现为局部肿块。

一、肿瘤细胞的特征

正常组织的细胞转变为肿瘤细胞后，具有异常的形态结构、功能和代谢，并在不同程度上失去分化成熟的能力。肿瘤生长旺盛，并具有相对自主性，即使去除致瘤因素，肿瘤仍能持续性生长。提示致瘤因素已使细胞的基因发生改变，肿瘤细胞这些遗传异常可以传给其子代细胞。肿瘤细胞的增生多数情况下是单克隆性的，即同一个肿瘤中的所有瘤细胞均来自一个突变的异常增生细胞。

二、肿瘤性增生与其他增生的区别

机体在生理状态下及炎症、损伤与修复等病理状态下也有细胞及组织的增生，称为非肿瘤性增生。此类增生的细胞、组织能分化成熟，并在一定程度上能恢复原来的结构和功能；同时，非肿瘤性增生是有一定限度的，一旦增生的原因消除后就不再继续增生。非肿瘤性增生有的属于正常新陈代谢所需的细胞更新，有的是针对一定刺激或损伤的防御性、修复性反应，与机体相协调。由此可见，肿瘤性增生与非肿瘤性增生有本质上的区别。

项目二　肿瘤的特征

一、肿瘤的一般形态与组织结构特点

（一）肿瘤的一般形态

肿瘤的形状取决于肿瘤的生长部位、组织来源、生长方式、周围组织的性质和肿瘤的良恶性等。生长在皮肤、黏膜的肿瘤可呈息肉状、乳头状、蕈伞状、绒毛状、菜花状或弥漫肥厚状等。发生在深部和实质器官的良性肿瘤多呈结节状、分叶状或囊状等，边界清楚，常有包膜。恶性肿瘤多呈不规则结节状或蟹足状生长（图 5–1）。

肿瘤的数目通常是一个，少数可为多个。肿瘤的大小与其生长时间、发生部位和良、恶性有关。恶性肿瘤生长迅速，较早危及患者的生命，因此体积常不会太大。

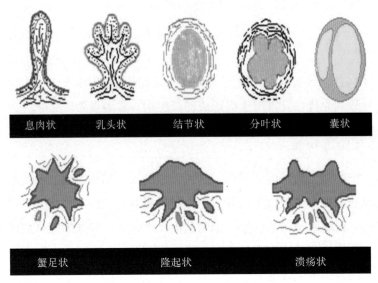

息肉状　　乳头状　　结节状　　分叶状　　囊状

蟹足状　　　　　隆起状　　　　　溃疡状

图 5-1　肿瘤的生长方式模式图

肿瘤的颜色与其起源组织颜色类似，如脂肪瘤为黄色、血管瘤为红色或暗红色。癌一般多呈灰白色而肉瘤多呈灰红色等。

肿瘤的硬度取决于其起源组织、实质与间质的比例，以及有无变性、坏死。如脂肪瘤较软，骨瘤较硬。

（二）肿瘤的组织结构特点

肿瘤的组织成分可分为实质和间质两部分。

肿瘤的实质是肿瘤细胞的总称，是肿瘤的主要成分。肿瘤的生物学特征及每种肿瘤的特殊性都是由肿瘤的实质决定的。根据肿瘤实质的形态可识别肿瘤的组织起源，确定肿瘤的良恶性和进行肿瘤的分类、命名。多数肿瘤通常只有一种实质构成，少数肿瘤可含两种或多种实质成分，如畸胎瘤等。

肿瘤的间质主要由结缔组织和血管组成。肿瘤间质不具特异性，对肿瘤的实质具有支持和营养作用。间质的血管多少对肿瘤生长速度有决定性影响。肿瘤间质中往往有数量不等的淋巴细胞浸润，这是机体对肿瘤组织的免疫反应。

二、肿瘤的异型性

肿瘤组织无论在细胞形态和组织结构上，都与其起源的正常组织存在不同程度的差异，这种差异称为异型性。肿瘤的异型性大小反映了肿瘤组织的分化程度。分化在肿瘤学中是指肿瘤细胞和组织与其起源的成熟细胞和组织的相似程度。肿瘤异型性小，说明肿瘤细胞与起源的正常组织细胞相似，因而分化程度高；肿瘤异型性大，表示其与起源的正常组织细胞差别较大，分化程度低。肿瘤异型性的大小是诊断肿瘤、确定肿瘤的良、恶性以及恶性程度高低的主要组织学依据。

　　肿瘤组织结构的异型性主要表现在空间排列方式上与其起源的正常组织的差异（包括瘤细胞的排列、层次、极向，以及实质与间质的关系等）。良性肿瘤瘤细胞的异型性不明显，但有不同程度的组织结构的异型性；恶性肿瘤的组织结构异型性明显，表现为肿瘤实质与间质关系紊乱、瘤细胞排列紊乱、失去正常的结构与层次、极向紊乱和消失。

　　恶性肿瘤细胞常有明显的异型性，具体表现在以下几个方面。

　　1.肿瘤细胞多形性　恶性肿瘤细胞一般比正常细胞大，且大小不一，形态不规则，有时可见瘤巨细胞。但少数分化很差的肿瘤其瘤细胞较正常细胞小，且大小形态比较一致。

　　2.肿瘤细胞核的多形性　瘤细胞核体积增大，使细胞核与细胞质比例增大。核大小、形状、染色不一，甚至可出现巨核、双核、多核或奇异形核（图5-2）。由于核内DNA增多，核染色深，染色质呈粗颗粒状，分布不均匀，常堆积于核膜下，使核膜显得增厚。核仁肥大，数目增多。核分裂象增多，特别是出现不对称性、多极性或顿挫型核分裂等病理性核分裂象。

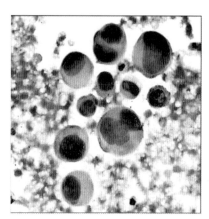

图5-2　恶性肿瘤细胞的异型性
肿瘤细胞大小、形态不一，有瘤巨细胞

　　3.肿瘤细胞胞质的改变　由于瘤细胞胞质内核蛋白体增多而多呈嗜碱性染色。有些瘤细胞内尚可出现黏液、糖原、脂质、色素等肿瘤分泌物或代谢物，可用特殊染色显示，有助于判断肿瘤的来源。

三、肿瘤的生长特点

（一）生长速度

　　不同的肿瘤其生长速度差别较大，主要与肿瘤细胞的分化程度有关。良性肿瘤成熟程度高，多数生长缓慢。如果其生长速度突然加快，要考虑发生恶变的可能。恶性肿瘤，特别是那些分化程度低的恶性肿瘤，其生长迅速，短期内可形成明显肿块，并且由于血管形成及营养供应相对不足，易发生坏死、出血等继发性变化。

（二）生长方式

　　1.膨胀性生长　是大多数良性肿瘤的生长方式。随着肿瘤体积逐渐增大，推开或挤压周围组织，常呈结节状生长，有完整的包膜，与周围组织分界清楚，易于手术摘除，术后不易复发。

　　2.浸润性生长　为大多数恶性肿瘤生长方式。由于肿瘤生长迅速，随着瘤细胞不断分裂增生，犹如树根样或蟹足状，浸润并破坏周围组织（图5-3）。浸润性生长是恶性肿瘤区别于良性肿瘤的重要形态学指标，也是恶性肿瘤细胞发生转移的基础。

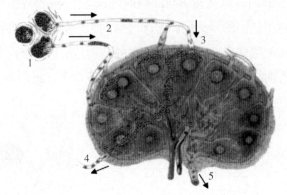

1. 原发癌　2. 癌细胞沿输入淋巴管转移　3. 进入淋巴结
4. 逆行性淋巴管转移　5. 经输出淋巴管转移到淋巴管主干及血流
图5-3　淋巴道转移途径模式图

3. 外生性生长　发生在体表、体腔或自然管道表面的肿瘤，常向表面生长，形成突起的乳头状、息肉状、蕈伞状、菜花状新生物，称为外生性生长。良性和恶性肿瘤都可呈外生性生长。但恶性肿瘤在外生性生长同时，其基底部往往向组织深部呈浸润性生长，其表面由于生长迅速，血供不足，易发生坏死脱落而形成溃疡。

四、肿瘤的扩散特点

肿瘤的扩散是恶性肿瘤重要的生物学特征，是导致患者死亡的主要原因。

1. 直接蔓延　随着恶性肿瘤不断长大，瘤细胞可连续不断地沿着组织间隙、淋巴管、血管或神经束衣侵入，破坏邻近正常组织或器官并继续生长，称为直接蔓延。如晚期乳腺癌可穿过胸肌、肋间肌侵入胸腔甚至到达肺脏。

2. 转移　恶性肿瘤细胞从原发部位侵入淋巴管、血管或体腔，迁徙到其他部位继续生长，形成与原发瘤同类型的肿瘤，这个过程称为转移，所形成的肿瘤称为继发瘤或转移瘤。良性肿瘤不转移，恶性肿瘤常发生转移。

常见的恶性肿瘤转移途径有：①淋巴道转移：是癌最常见的转移途径。瘤细胞侵入淋巴管后，随淋巴回流到达局部淋巴结，形成转移瘤。到达淋巴结的瘤细胞先聚集在边缘窦，然后分裂增生累及整个淋巴结。淋巴道转移一般是由近到远，局部淋巴结发生转移后，可继续转移至下一站的淋巴结，最后可经胸导管进入血流再继发血道转移（图5-3）；②血道转移：恶性肿瘤细胞侵入血管后，可随血流到达远隔器官继续生长，形成转移瘤。进入血管系统的恶性肿瘤细胞与血小板聚集成团，可形成瘤栓。肉瘤组织富含薄壁小血管，易被瘤细胞侵入，故血道转移是肉瘤最常见的转移途径。血管丰富的癌如肝癌、肺癌等，以及晚期癌也常发生血道转移。血道转移的途径与栓子的运行途径相似，即侵入体循环静脉系统的瘤细胞经右心到肺，在肺内形成转移瘤，如骨肉瘤肺转移；侵入门静脉系统的瘤细胞，到达肝脏形成转移瘤，如胃肠道癌的肝转移；侵入肺静脉的瘤细胞经左心进入主动脉系统，形成全身各器官广泛播散。血道转移瘤特点是肿瘤结节散在多发，圆形结节状，境界较清楚。位于器官表面的转移瘤，中央可因缺血坏死而塌陷，形成"癌脐"；③种植性转移：体腔内器官的恶性肿瘤蔓延至器官表面时，瘤细胞可脱落，犹如种子一样种植在体腔内其他器官的表面，形成转移瘤，称为种植性转移。如胃癌细胞侵及浆膜后可脱落种植至大网膜、腹膜甚至卵巢等处，在卵巢可形成 Krukenberg 瘤。

五、肿瘤的分级与分期

恶性肿瘤分级是描述其恶性程度的指标。在病理学上，按照恶性肿瘤的分化程度、异型性及核分裂的数目等指标来确定恶性程度的级别。一般使用三级分级法：Ⅰ级为高分化，恶性度较低；Ⅱ级为中分化，中度恶性；Ⅲ级为低分化，恶性度高。

肿瘤分期的主要原则是根据原发瘤大小、浸润范围和深度、周围邻近器官受累情况、有无局部淋巴结及远处淋巴结的转移，以及有无血源性或远距离转移等来确定的。较为常用的是国际抗癌联盟提出的 TNM 分期。T（tumor）代表原发病灶，随肿瘤的增大依次用 $T_1 \sim T_4$ 表示，Tis 代表的是原位癌；N（node）代表局部淋巴结受累情况，N_0 为无淋巴结转移，随着淋巴结受累的程度和范围的扩大，依次用 $N_1 \sim N_3$ 表示；M（metastasis）代表血行转移，无血行转移者用 M_0 表示，有血行转移者用 M_1 表示。

六、肿瘤对机体的影响

（一）良性肿瘤对机体的影响

1.局部压迫和阻塞　是良性肿瘤对机体的主要影响。如消化道的良性肿瘤可引起肠梗阻；颅内或椎管内的良性肿瘤压迫神经组织、阻塞脑脊液循环而引起颅内高压和脑积水等神经系统症状。

2.继发性病变　良性肿瘤有时可引起继发性病变，对机体造成不同程度的影响。如卵巢囊腺瘤发生蒂扭转，使瘤体坏死出血，引起急腹症；子宫黏膜下平滑肌瘤、肠息肉状腺瘤、膀胱乳头状瘤等，表面可发生糜烂和溃疡，继发出血。

3.激素分泌过多　由内分泌系统来源的良性肿瘤，常因某种激素分泌过多而引起相应的症状。如肾上腺嗜铬细胞瘤可分泌过多的儿茶酚胺，引起阵发性高血压；垂体腺瘤导致生长激素分泌过多，可引起巨人症或肢端肥大症；胰岛细胞瘤分泌过多的胰岛素引起阵发性低血糖等。

（二）恶性肿瘤对机体的影响

恶性肿瘤细胞分化不成熟，其生长迅速，发生浸润和转移，对机体影响严重。

1. 局部压迫和阻塞　随着恶性肿瘤瘤体的增大，对局部组织器官产生压迫，对于管腔器官可引起管道的阻塞。如结肠癌引起的肠梗阻等。

2. 破坏器官结构和功能　恶性肿瘤能破坏原发部位及浸润和转移部位器官的结构和功能。如肝癌晚期引起肝功能衰竭，骨肉瘤引起骨质破坏造成病理性骨折等。

3. 继发性改变　恶性肿瘤常出现溃疡、出血、坏死、穿孔、感染等继发性改变。肿瘤代谢产物、坏死组织毒性物质和继发感染而引起发热。肿瘤压迫、浸润破坏神经组织可引起顽固性疼痛等。

4. 恶病质　是指恶性肿瘤晚期患者可发生严重消瘦、乏力、贫血和全身衰竭等临床综合征。恶病质的发生机理可能与许多因素有关，如患者缺乏食欲、进食减少、出血、感染、发热或因肿瘤组织坏死所产生的毒性产物等引起机体的代谢紊乱、恶性肿瘤迅速生长消耗大量营养物质，均是导致恶病质的重要因素。

5. 异位内分泌综合征　一些非内分泌腺肿瘤能产生和分泌激素或激素类物质，如促肾上腺皮质激素、甲状旁腺素、胰岛素、抗利尿激素、人绒毛膜促性腺激素、促甲状腺激素、生长激素、降钙素等十余种，此类肿瘤称为异位内分泌肿瘤，由其所引发的内分泌紊乱的临床症状称为异位内分泌综合征。此类肿瘤大多数为恶性肿瘤，其中以癌为多，也可见于肉瘤。许多分泌异位激素的恶性肿瘤都有产生两种以上激素的特点。

6. 副肿瘤综合征　由肿瘤的产物或异常免疫反应引起内分泌、神经、消化、造血、骨关节、肾及皮肤等系统发生病变，出现的临床表现不是由原发肿瘤或转移灶直接引起的，统称为副肿瘤综合征。正确认识副肿瘤综合征，可以帮助发现早期的恶性肿瘤，也可以辅助肿瘤患者治疗时的效果评价。

项目三　良性肿瘤、恶性肿瘤的区别

良性肿瘤与恶性肿瘤在生物学特点上明显不同，因而对机体的影响也不同。良性肿瘤对机体影响小，治疗效果好；恶性肿瘤对机体危害重，治疗效果多不理想。区别良性肿瘤与恶性肿瘤，对于正确诊断和治疗肿瘤具有极其重要的临床意义（表5-1）。

表5-1　良性肿瘤与恶性肿瘤的区别

	良性肿瘤	恶性肿瘤
分化程度	高，异型性小，与起源组织相似	低，异型性大，与起源组织差别大
核分裂象	无或少，无病理性核分裂象	多见，可见病理性核分裂象

	良性肿瘤	恶性肿瘤
生长速度	缓慢	迅速
生长方式	膨胀性或外生性生长，常有完整包膜，与周围组织分界清楚	浸润性或外生性生长，无完整包膜，与周围组织分界不清
继发改变	一般少见	常发生出血、坏死、溃疡、感染等
转移	不转移	常转移
复发	不复发或很少复发	易复发
对机体的影响	较小，主要为局部压迫或阻塞	严重，引起压迫、阻塞、破坏组织结构，导致出血、坏死、恶病质等

需要说明的是，在区别良性肿瘤与恶性肿瘤时，还必须注意以下两点。

1. 相对性　目前良、恶性肿瘤的区别主要依据病理学形态并结合生物学行为等多项指标，包括细胞异型性、浸润、转移等，其中转移是判断肿瘤良、恶性最重要的指标。此外，有些良性肿瘤如不及时治疗，存在转变为恶性肿瘤的趋向，称为良性肿瘤恶性变，如结肠腺瘤可恶变为腺癌。因此，不能根据鉴别表中某一项或几项来鉴别肿瘤的良、恶性，涉及病理诊断时应综合考虑患者情况、影像学资料及其他检查结果等各种因素。

2. 交界性　有些肿瘤组织形态和生物学行为介于良性肿瘤与恶性肿瘤之间，病理上称为交界性肿瘤，如卵巢交界性浆液性乳头状囊腺瘤等。此类肿瘤有恶变的倾向，临床应积极治疗并加强随访。

项目四　肿瘤的命名和分类

一、肿瘤的命名

肿瘤的种类繁多，命名复杂。肿瘤命名的一般原则是表明肿瘤的组织来源和生物学特性（良性或恶性）。

一般常见肿瘤的命名原则

（一）良性肿瘤命名

任何组织来源的良性肿瘤，一般称为瘤。其命名方式是肿瘤的来源组织名称后加"瘤"字。如来源于脂肪组织、平滑肌组织的良性肿瘤分别称为脂肪瘤、平滑肌瘤，来源于腺上皮的良性肿瘤称为腺瘤。有时还结合肿瘤的形态特点命名，如葡萄胎、畸胎瘤等，如腺瘤呈乳头状生长并有囊腔形成者称为乳头状囊腺瘤，加之囊内物为浆液或黏液则又可

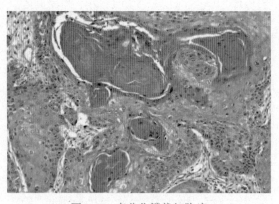

图 5-4　高分化鳞状细胞癌

称为浆液性或黏液性乳头状囊腺瘤。

（二）恶性肿瘤命名

恶性肿瘤可分为癌、肉瘤和癌肉瘤三大类。人们一般所称的"癌症"（cancer）系泛指所有的恶性肿瘤。

1.癌　癌指来源于上皮组织的恶性肿瘤。命名时在其来源组织名称后加"癌"字，如来源于鳞状上皮的恶性肿瘤称为鳞状细胞癌（图 5-4）；来源于腺体和导管上皮的恶性肿瘤称为腺癌。

2.肉瘤　肉瘤指来源于间叶组织的恶性肿瘤。间叶组织包括纤维结缔组织、脂肪、肌肉、脉管、骨、软骨组织等，如平滑肌肉瘤、骨肉瘤、脂肪肉瘤等。

癌与肉瘤，除了在组织起源上的区别外，二者之间在肉眼观和显微镜下观察等方面也存在明显的差别（表 5-2）。

表 5-2　癌与肉瘤的区别

	癌	肉瘤
组织来源	上皮组织	间叶组织
发病率	较高，约为肉瘤的 9 倍	较低
发病年龄	多见于 40 岁以上成人	多见于青少年
肉眼特点	灰白色、质硬、粗糙、干燥	灰红色、质软、湿润、细腻、鱼肉状
组织学特点	癌细胞多聚集成巢，实质与间质分界清楚间质内常有纤维组织增生	肉瘤细胞多弥漫分布，实质与间质分界不清，间质内血管丰富，纤维组织少
网状纤维	见于癌巢周围，癌细胞间缺乏网状纤维	肉瘤细胞间多有网状纤维
转移	多经淋巴道转移	多经血道转移
免疫组化	表达上皮组织标记（CK+）	表达间叶组织标记（Vimentin+）

3.癌肉瘤　肿瘤中既有癌的成分，又有肉瘤成分称为癌肉瘤。

恶性肿瘤形态具有一定特征时，则结合形态特点而命名，如 形成乳头状及囊状结构的腺癌，则称为乳头状囊腺癌。

（三）肿瘤的特殊命名

有少数肿瘤与上述命名原则不符合，应格外注意。这类肿瘤主要有以下几种。

1.以"母细胞瘤"命名的肿瘤　来源于幼稚组织的肿瘤称为母细胞瘤，其中大多数是恶性，如神经母细胞瘤、肾母细胞瘤等；良性者有肌母细胞瘤、软骨母细胞瘤等。

2. 加"恶性"命名的肿瘤　有的肿瘤与一般命名原则不符，为区分其良、恶性，则在肿瘤前加上"恶性"二字，如恶性脑膜瘤、恶性畸胎瘤等。

3. 以"病"或人名命名的肿瘤　因习惯原因，少数恶性肿瘤以人名或"病"命名，如白血病、尤文肉瘤、霍奇金淋巴瘤等。

4. 以"瘤"结尾的恶性肿瘤　少数肿瘤虽称为"瘤"，实际上是恶性肿瘤，如精原细胞瘤、无性细胞瘤、淋巴瘤、黑色素瘤等。

5. 以瘤细胞形态命名的肿瘤　如燕麦细胞癌、透明细胞肉瘤、印戒细胞癌等。

6. 以"瘤病"命名的多发性良性肿瘤　如纤维瘤病、脂肪瘤病等。

二、肿瘤的分类

肿瘤的分类通常以它的组织来源为依据，每一类又分为良性和恶性两大类（表5-3）。

表5-3　肿瘤的分类

起源组织	良性肿瘤	恶性肿瘤	好发部位
上皮组织			
鳞状细胞	乳头状瘤	鳞状细胞癌	乳头状瘤见于皮肤、鼻、鼻窦、喉；鳞癌见于子宫颈、皮肤、食管、鼻咽、喉、肺和阴茎等处
基底细胞		基底细胞癌	面部皮肤
腺上皮	腺瘤	腺癌（各种类型）	多见于乳腺、甲状腺、胃、肠、卵巢等处
尿路上皮（移行上皮）	乳头状瘤	尿路上皮癌（移行上皮癌）	肾盂、膀胱
间叶组织			
纤维组织	纤维瘤	纤维肉瘤	多见于四肢皮下组织
脂肪组织	脂肪瘤	脂肪肉瘤	前者多见于皮下组织；后者多见于下肢和腹膜后
平滑肌组织	平滑肌瘤	平滑肌肉瘤	多见于子宫和胃肠道
横纹肌组织	横纹肌瘤	横纹肌肉瘤	多见于头颈、泌尿生殖道、四肢及腹膜后
血管组织	血管瘤	血管肉瘤	皮肤和皮下组织、舌、唇等
淋巴管组织	淋巴管瘤	淋巴管肉瘤	皮肤和皮下组织、舌、唇等
骨组织	骨瘤	骨肉瘤	骨瘤多见于头面骨、长骨；骨肉瘤多见于长骨两端，以膝关节上下尤为多见
软骨组织	软骨瘤	软骨肉瘤	软骨瘤多见于手足短骨；软骨肉瘤多见于盆骨、肋骨、股骨、肱骨及肩胛骨等
滑膜组织	滑膜瘤	滑膜肉瘤	膝、踝、腕、肩和肘等关节附近
间皮	间皮瘤	恶性间皮瘤	胸、腹膜

续表

起源组织	良性肿瘤	恶性肿瘤	好发部位
淋巴造血组织			
淋巴组织		恶性淋巴瘤	颈部、纵隔、肠系膜和腹膜后淋巴结
造血组织		各种白血病	淋巴造血组织
神经组织			
神经鞘细胞	神经鞘瘤	恶性神经鞘瘤	头、颈、四肢等处神经
胶质细胞	胶质细胞瘤	恶性胶质细胞瘤	大脑
脑膜	脑膜瘤	恶性脑膜瘤	脑膜
交感神经节	节细胞神经瘤	神经母细胞瘤	前者多见于纵隔和腹膜后，后者多见于肾上腺髓质
其他肿瘤			
黑色素细胞		黑色素瘤	皮肤、黏膜
胎盘滋养叶细胞	葡萄胎	恶性葡萄胎 绒毛膜上皮癌	子宫
生殖细胞		精原细胞瘤	睾丸
		无性细胞瘤	卵巢
		胚胎性癌	睾丸、卵巢
	畸胎瘤	恶性畸胎瘤	卵巢、睾丸、纵隔和骶尾部

项目五　癌前病变、异型增生、原位癌和上皮内瘤变

正确认识癌前病变、异型增生、原位癌及上皮内瘤变，做到及时预防和积极治疗，是肿瘤防治的重要环节。

一、癌前病变

癌前病变是指某些具有癌变潜在可能性的良性病变，如长期存在，少数有可能转变为癌。常见的癌前病变有：

1. **大肠腺瘤**　较常见，可为单发或多发性。主要类型包括绒毛状腺瘤，管状腺瘤，绒毛管状腺瘤，其中绒毛状腺瘤更易癌变。家族性大肠腺瘤病（亦称家族性多发性腺瘤性息肉）几乎均可癌变。

2. **乳腺纤维囊性病**　由内分泌失调引起，常见于 40 岁左右的女性。主要表现为乳腺小叶导管和腺泡上皮细胞增生、大汗腺化生及导管囊性扩张，如伴导管内乳头状增生者较

易发生癌变。

3.黏膜白斑　黏膜白斑常发生于口腔、外阴、阴茎及食管等处黏膜，肉眼呈白色增厚的斑块，故称为白斑。主要病理变化是该处黏膜的鳞状上皮过度增生和过度角化，可出现细胞异型性，长期不治愈有可能转变为鳞状细胞癌。

4.慢性萎缩性胃炎　慢性萎缩性胃炎伴有胃黏膜腺体肠上皮化生，与胃癌发生有一定关系。

5.慢性溃疡性结肠炎　慢性溃疡性结肠炎在溃疡反复发作和黏膜增生的基础上可发展为结肠癌。

6.肝硬化　由乙型肝炎与丙型肝炎病毒感染所致的肝硬化患者，相当一部分发展为肝细胞性肝癌。

7.皮肤慢性溃疡　经久不愈的皮肤溃疡，尤其是小腿的慢性溃疡可发展为鳞状细胞癌。

一般情况下，正常细胞从癌前病变到癌变，需要经过一段渐进的演变过程，并取决于多种因素。并非所有癌前病变均会转变成癌，多数癌目前并未发现有明确的癌前病变。

二、异型增生

异型增生是指增生的上皮细胞出现一定的异型性，但还不足以诊断为癌。光镜下见增生的细胞层次增多，排列紊乱，极向消失；细胞大小不一，形态多样，核大浓染，核浆比增高，核分裂增多，但多为正常核分裂象。异型增生多发生在鳞状上皮，也可发生在腺上皮。根据其异型性大小和累及的范围，可分为轻、中、重度三级。以发生在鳞状上皮的异型增生为例，轻、中度异型增生（分别累及上皮层下部的1/3和2/3处），病因去除后可恢复正常。而重度异型增生（累及上皮层2/3以上，尚未达全层）则很难逆转，常转变为癌。

三、原位癌

异型增生的细胞累及上皮全层，但尚未突破基膜，称为原位癌。常发生于鳞状上皮或尿路上皮被覆的部位，例如子宫颈，食管及皮肤的原位癌。鳞状上皮原位癌有时可累及黏膜腺体，尚未突破腺体基膜，仍是原位癌，称为原位癌累及腺体。此外，当乳腺小叶腺泡发生癌变而尚未突破基膜者，可称为小叶原位癌。原位癌是一种早期癌，需要及早发现，积极治疗，可以明显提高其治愈率。

四、上皮内瘤变

目前，世界卫生组织（WHO）采用上皮内瘤变来描述上皮从异型增生到原位癌这一连续的过程。上皮内瘤变分为三级，轻度和中度非典型增生分别称为上皮内瘤变Ⅰ级和上皮内瘤变Ⅱ级；重度异型增生和原位癌称为上皮内瘤变Ⅲ级，这是因为二者常难以截然划分，而且处理原则基本一致。如子宫颈上皮内瘤变Ⅰ级、Ⅱ级、Ⅲ级。一般将上皮内瘤变Ⅰ级、Ⅱ级两者合称为低级别上皮内瘤变，上皮内瘤变Ⅲ级又称为高级别上皮内瘤变，此分级法操作简便，并有利于提高诊断可操作性。

复习思考

简答题

1. 肿瘤、异型性、癌、肉瘤、原位癌的概念是什么？
2. 肿瘤的生长与扩散有哪些特点？
3. 良性肿瘤与恶性肿瘤如何区别？
4. 良性肿瘤与恶性肿瘤的命名原则有哪些？
5. 什么是癌前病变？常见的癌前病变有哪些？

扫一扫，知答案

扫一扫，看课件

模块六
各系统常见疾病

【学习目标】

1. 掌握动脉粥样硬化、原发性高血压的病理变化；风湿病、风湿细胞、风湿小体的概念；风湿病的基本病理变化；大叶性肺炎、小叶性肺炎的病理变化及临床病理联系；消化性溃疡的概念、病理变化、并发症及临床病理联系；肝硬化的病理变化及临床病理联系；原发性肾小球肾炎的基本病理变化。

2. 熟悉动脉粥样硬化、高血压、冠心病的概念、病因及发生机制；风湿性心脏病的病理变化特点；大叶性肺炎、小叶性肺炎的并发症；消化性溃疡的病因及发病机制；假小叶概念，肝硬化病因；原发性肾小球肾炎的概念及临床表现，各种常见病理类型的病理变化及临床病理联系。

3. 了解冠状动脉粥样硬化及冠心病的病理变化；风湿病的病因及发生机制；各类肺炎的病因及发病机制；原发性肾小球肾炎的病因及发病机制，各种常见病理类型的结局。

项目一　动脉粥样硬化

案例导入

男性患者，57岁，间歇性胸骨后疼痛一年，近两月症状加重，突然晕倒入院急救，既往有高血压史十余年。检查提示：左室肥大，主动脉加宽，左前壁心肌梗死。

问题：

1. 试用病理改变解释该患者的临床表现。

2. 高血压与心肌梗死之间有什么联系吗?

3. 高血压是如何发生的?

动脉硬化泛指动脉壁增厚、失去弹性、变硬的一类疾病。动脉粥样硬化(atherosclerosis, AS)是其中最常见、最具危险性的一类疾病。动脉粥样硬化主要累及机体大、中动脉。基本病变是动脉内膜的脂质沉积、内膜灶状纤维化、粥样斑块形成,致使管壁变硬、管腔狭窄,并引起一系列继发性病变。近年来,我国 AS 发病率呈上升趋势,多见于中老年人,以 40 ～ 50 岁发展最快,男性多于女性,北方略高于南方。

一、病因及发病机制

动脉粥样硬化的确切病因至今仍然不清楚,可能与下列因素有关。

(一)高脂血症

血浆总胆固醇和(或)甘油三酯的异常增高,是 AS 的重要危险因素。大量流行病学调查表明,大多数 AS 病人血中胆固醇的水平比正常人高,特别是血浆低密度脂蛋白(LDL)、极低密度脂蛋白(VLDL)水平的持续升高和高密度脂蛋白(HDL)水平的降低与 AS 的发病率呈正相关。 LDL、VLDL 异常增高是判断动脉粥样硬化和冠心病的最佳指标。而 HDL 则具有很强的抗动脉粥样硬化和冠心病发病的作用。

(二)高血压

高血压患者 AS 的发病较早且病情较重,其发病率比血压正常者高 4 倍。这可能是由于高血压时血流对血管壁的机械性压力和冲击作用,引起血管内皮损伤,通透性增加,使脂蛋白易渗入内膜而发生沉积造成的。研究表明,随着抗高血压的治疗,冠状动脉粥样硬化性心脏病的发生明显减少。

(三)吸烟

吸烟是心肌梗死主要的独立危险因素。无论是主动吸烟还是被动吸烟都可导致血液中一氧化碳浓度的升高,血管内皮细胞受损,进而促进 AS 发生。

(四)糖尿病和高胰岛素血症

糖尿病患者血中甘油三酯和 VLDL 水平明显升高,HDL 水平较低,而且高血糖可使 LDL 氧化,从而成为最重要的致粥样硬化因子,引起血管壁内皮细胞和平滑肌细胞损伤。高胰岛素血症可促进动脉壁平滑肌增生,且与血中 HDL 的含量呈负相关。大量的调查资料证明,胰岛素水平越高,冠心病的发病率及死亡率越高。

(五)遗传因素

现代流行病学和临床研究发现,冠心病有家族聚集的现象。家族性高胆固醇血症患者是由于血浆的 LDL 受体基因突变使其功能缺失，从而导致血浆 LDL 水平极度增高。

（六）其他因素

1.**年龄** AS 的发生随着年龄的增长而增加，这与动脉壁结构的年龄性变化有关。

2.**性别** 女性在绝经期前 AS 发病率比同龄组男性低，绝经后这种性别差异消失。

3.**肥胖** 在 AS 的发生过程中起一定的作用。

二、基本病理变化

（一）脂纹期

AS 的早期病变。

肉眼观：动脉内膜可见黄色帽针头大的斑点或宽 1~2mm 长短不一的条纹，平坦或微隆起（图 6-1）。

镜下观：病灶处内膜下有大量的泡沫细胞聚集。泡沫细胞体积大，呈圆形或椭圆形，胞浆内可见多量大小不一的脂质空泡。泡沫细胞可能是由于巨噬细胞吞噬脂质后形成，或由迁移和增生的平滑肌细胞吞噬脂质后形成。

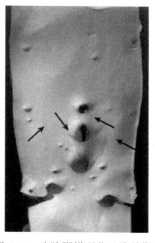

图 6-1 动脉粥样硬化（脂纹期）

（二）纤维斑块期

纤维斑块期由脂纹期发展而来。

肉眼观：内膜表面散在不规则隆起的斑块，颜色由淡黄或灰黄色变为瓷白色，斑块可融合。

镜下观：斑块表层为厚薄不一的纤维帽（图 6-2），由大量胶原纤维、平滑肌细胞、细胞外基质构成。纤维帽下方可见数量不等的泡沫细胞、平滑肌细胞、细胞外基质和炎细胞。

（三）粥样斑块期

随着病变的发展，纤维斑块深层组织因营养不良而发生坏死、崩解，坏死组织与沉积的脂质混合成为米粥样物质，称为粥样斑块，亦称粥瘤，为 AS 的典型病变。

肉眼观：动脉内膜面可见灰黄色斑块。切面见白色纤维帽的下方为黄色粥样物质。

镜下观：在玻璃样变的纤维帽的深部有大量粉染的无定型物质（图 6-3），为细胞外脂质及坏死物。其中可见胆固醇结晶（苏木精 - 伊红染色切片为针状空隙），有时可见钙化。底部及周边可见肉芽组织、少量泡沫细胞及淋巴细胞浸润。

（四）继发病变

1.**斑块内出血** 由粥样斑块的边缘和底部新生的薄壁毛细血管破裂引起，也可由斑块纤维帽破裂，血液流入斑块所致。斑块内出血形成血肿使斑块更加隆起，管腔狭窄，甚至完全闭塞，导致急性供血中断。部分血肿可逐步机化。

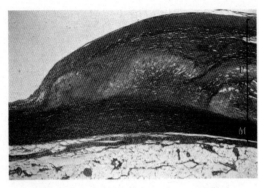 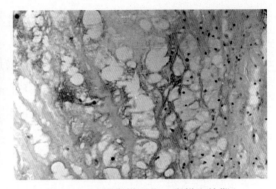

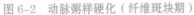

图 6-2 动脉粥样硬化（纤维斑块期）　　　图 6-3 动脉粥样硬化（粥样斑块期）

2. 斑块破裂　粥样斑块表面的纤维帽破裂，粥样物质逸入血液，遗留粥瘤样溃疡。

3. 血栓形成　病灶处损伤的内皮和粥瘤样溃疡，可促进血栓形成，加重血管腔的狭窄，甚至阻塞血管。

4. 钙化　钙盐可沉积于纤维帽和粥瘤病灶内，使动脉壁变硬、变脆、易破裂。

5. 动脉瘤形成　严重时，粥样斑块底部的中膜平滑肌萎缩、弹性下降，在血管内压力的作用下，动脉管壁局限性扩张，形成动脉瘤。动脉瘤破裂可致大出血。

三、冠状动脉粥样硬化与冠状动脉粥样硬化性心脏病

（一）冠状动脉粥样硬化

冠状动脉粥样硬化是 AS 中对人类健康和生命威胁最大的疾病。病变最常发生于左冠状动脉前降支，其次为右冠状动脉主干。粥样斑块的分布具有左心侧重于右心侧、大支重于小支、近端重于远端及分支口处重的特点。肉眼观：硬化的冠状动脉内膜增厚，管腔呈偏心性、半月形狭窄（图 6-4）。按狭窄的程度可分为四级：Ⅰ级，管腔狭窄 25% 以下；Ⅱ级，狭窄 25% ～ 50%；Ⅲ级，狭窄 50% ～ 75%；Ⅳ级狭窄 75% 以上。

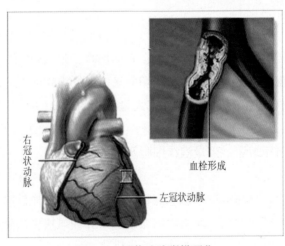

图 6-4 冠状动脉粥样硬化

（二）冠状动脉粥样硬化性心脏病

冠状动脉性心脏病（coronary heart disease，CHD）简称冠心病，是因冠状动脉狭窄引起心肌供血不足所造成的缺血性心脏病。冠心病的形成原因有：①冠状动脉粥样硬化：为冠心病最常见的原因，约占 90%。因此，习惯上把冠心病视为冠状动脉粥样硬化性心脏病；②冠状动脉痉挛；③炎症性冠状动脉狭窄。

CHD 的主要临床类型有以下几种。

1. 心绞痛　心绞痛是心肌急剧的、暂时性的缺血与缺氧所引起的临床综合征。其典型表现为阵发性胸骨后的压榨性或紧缩性疼痛，并可向心前区及左上肢放射，一般持续数分钟，可因休息或舌下含服硝酸甘油而缓解。如果心绞痛频繁发作，疼痛持续时间变长，可能是发生心肌梗死的前兆。

2. 心肌梗死　心肌梗死是心肌严重而持续性缺血缺氧所致的缺血性坏死。其典型表现为剧烈而较持久的胸骨后疼痛，休息及含服硝酸甘油不能完全缓解，伴发热、白细胞增多、血清心肌酶活性增高及进行性心电图改变等。

（1）部位和范围　心肌梗死的部位与阻塞的冠状动脉供血区域一致。其中以冠状动脉左前降支供血区即左室前壁、心尖区、室间隔前 2/3 最多见。其次为右冠状动脉供血区即左心室后壁、室间隔后 1/3 及右心室大部分。

根据梗死范围和深度将心肌梗死分为：①心内膜下心肌梗死：梗死仅累及心室壁内侧 1/3 的心肌，可波及肉柱及乳头肌；②透壁性心肌梗死：为典型的心肌梗死类型，常累及心室壁全层或深达室壁 2/3。

（2）病理变化　心肌梗死灶形态不规则。

肉眼观：一般于梗死 6 小时后肉眼才能辨认，梗死灶呈苍白色，8～9 小时后呈土黄色，失去正常光泽。4 天后梗死灶外围出现充血出血带。1～2 周边缘区开始出现肉芽组织，呈红色。3 周后坏死组织开始机化，逐渐形成瘢痕组织，呈灰白色。

镜下观：心肌梗死为凝固性坏死。

（3）合并症　心肌梗死尤其是透壁性心肌梗死，可并发下列病变。①心力衰竭：是常见的死亡原因。当心内膜下心肌梗死累及二尖瓣乳头肌，可诱发急性左心衰竭；②心脏破裂：是透壁性心肌梗死的严重并发症。常发生在心肌梗死后 1～2 周内，造成心包积血，引起心脏压塞而猝死；③室壁瘤：是梗死心肌或瘢痕组织在心室内压作用下形成的局限性向外膨隆，可引起心功能不全或继发血栓形成；④附壁血栓形成：因心内膜受损及室壁瘤内的涡流而诱发血栓形成；⑤心源性休克：心肌梗死面积＞40% 时，心排出量显著下降，可发生心源性休克，导致患者死亡；⑥急性心包炎：当梗死累及心外膜时，可引起纤维素性心包炎；⑦心律失常：梗死累及传导组织或直接引起电生理紊乱而致。

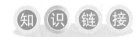

冠状动脉介入治疗和冠状动脉搭桥术

冠状动脉介入治疗是指经心导管技术疏通狭窄甚至闭塞的冠状动脉管腔，从而改善心肌血流灌注的治疗方法。心肌梗死患者经过介入治疗，使闭塞的冠状动脉血流得以恢复，有助于缩小梗死面积，改善心肌功能，从而改善患者的长期预后，提高生存率。

冠状动脉搭桥术是一种外科手术方法，是取患者自体血管，将其两端分别与升主动脉和病变远端的冠状动脉相吻合，形成一个新的跨越病变的供血通道。冠状动脉搭桥术是目前最彻底、最完整的心肌供血重建方式。

3. **心肌纤维化** 由于中、重度冠状动脉粥样硬化性狭窄引起的心肌慢性供血不足，造成心肌细胞萎缩、坏死，间质纤维增生所致。肉眼观：心脏体积增大，重量增加，心腔扩张，尤以左心室扩张明显，心室壁厚度一般可正常。

4. **冠状动脉性猝死** 冠状动脉性猝死可发生于饮酒、劳累和运动等情形后，患者突然昏倒，四肢抽搐，小便失禁，或突发呼吸困难、口吐白沫，迅速昏迷。可立即死亡或在1小时至数小时后死亡。

项目二 高血压

案例导入

男性患者，68 岁，高血压史 15 年。血压最高 170/100mmHg。平时规律服药治疗。一天前散步时出现剧烈头痛、视物模糊、呕吐，左侧肢体麻木，不能活动。到医院就诊。入院时血压 150/90mmHg，双下肢水肿，颈静脉怒张，大量蛋白尿管型。

问题：

1. 这位患者出现的症状与高血压是否有关？

2. 上述症状的发生发展过程是怎样的？

高血压是以体循环动脉血压升高［收缩压 ≥ 140mmHg（18.4kPa）和（或）舒张压 ≥ 90mmHg（12.0 kPa）］为主要特点的一种心血管疾病。

高血压可分为原发性高血压和继发性高血压两大类。原发性高血压也称高血压病，是一种原因未明、以体循环动脉血压升高为主要表现的全身性、独立性疾病。以全身细小动脉痉挛硬化为基本病变，常引起心、脑、肾及眼底的病变，并出现相应的临床表现。继发性高血压较少见，继发于其他疾病（如肾动脉狭窄、肾炎、肾上腺和垂体肿瘤等），血压升高只是这一疾病的一个症状或体征，又称症状性高血压。

高血压是我国常见的心血管疾病，男、女患病率差异不大，多见于 30 ～ 40 岁以上的中、老年人，多数病程长，病情不稳定。

一、病因及发生机制

高血压的病因尚未完全清楚，可能与下列因素有关。

（一）病因

1. 遗传因素　约 75% 的高血压患者有明显的家族聚集性。双亲均有高血压的人群，其高血压的发病率比无高血压家族史者高 2 ～ 3 倍，而单亲有高血压病史者的患病率比无高血压家族史者高 1.5 倍。目前研究表明，遗传缺陷或某些基因的变异、突变与高血压发生有密切关系。

2. 膳食因素　①钠盐的摄入：摄入钠盐过多可引起高血压。高盐饮食者其高血压的患病率明显高于低盐饮食者。但并非所有人对摄盐的反应都一样，说明存在盐敏感性的个体差异。②肥胖：有报告显示，随着人群体重指数的增高，血压水平和高血压患病率均逐步增高。③饮酒：中度以上饮酒是高血压发病因素之一。④其他：因钾能促进排钠，钙可减轻钠的升压作用，膳食中钾、钙摄入不足也易患高血压。

3. 社会心理因素　精神长期或反复处于紧张状态和不良刺激也可引起高血压。

4. 其他因素　吸烟、年龄增长及缺乏体力活动等，也是血压升高的危险因素。

综上所述，高血压是多种致病因素综合作用的结果。

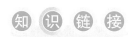

高血压患者的饮食护理

　　高血压患者的饮食，是以减少钠盐、减少膳食脂肪并补充适量优质蛋白、注意补充钙和钾、多吃蔬菜和水果、戒烟戒酒、科学饮水为原则。①饮食宜清淡：提倡素食为主，宜高维生素、高纤维素、高钙、低脂肪、低胆固醇饮食；②降低食盐量：控制钠盐摄入量有利于降低和稳定血压；③戒烟、戒酒：烟、酒是高血压的危险因素，要求高血压患者尽可能戒烟戒酒；④饮食有节：做到一日三餐饮食定时定量，不可过饥过饱、暴饮暴食；⑤科学饮水：高血压患者要尽量饮用硬水，如泉水、深井水、天然矿泉水等。

（二）发生机制

高血压的发病机制尚不清楚，主要涉及三条相互重叠的途径。

1. 功能性血管收缩　外周血管（细小动脉）的结构无明显变化，仅平滑肌收缩使血管口径缩小，外周血管阻力增加，导致血压升高。

2. 钠水潴留　各种引起钠水潴留的因素，均可使血容量增加，心输出量增加，导致血压升高。

3. 结构性血管肥厚　由于细动脉壁玻璃样变，小动脉平滑肌细胞的增生与肥大，使血管壁增厚、弹性降低、管腔缩小，外周阻力增加，血压升高。

二、类型和基本病理变化

高血压分为良性高血压和恶性高血压两类。

（一）良性高血压

良性高血压又称缓进型高血压，约占高血压的95%，多见于中老年人，病程长，进展缓慢。按病变的发展分为三期。

1. 机能障碍期　为早期阶段，其基本变化是全身细小动脉间歇性痉挛，血管痉挛时血压升高，痉挛缓解后血压可恢复到正常水平。此期细小动脉、心脏及其他内脏器官无器质性病变。临床主要表现为头昏、头痛。适当休息后，血压可恢复正常，症状减轻或消失。

2. 动脉病变期

（1）细动脉硬化　细动脉硬化是高血压的特征性病变，表现为细动脉玻璃样变（图6-5）。最易累及肾小球入球小动脉和视网膜小动脉。

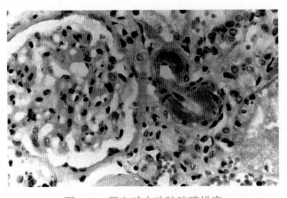

图6-5　肾入球小动脉玻璃样变

（2）小动脉硬化　小动脉硬化主要累及肌型小动脉。小动脉内膜胶原纤维及弹性纤维增生，中膜平滑肌不同程度增生肥大，伴纤维增生、血管壁增厚、管腔狭窄。

（3）大动脉硬化　如主动脉及其主要分支，可并发动脉粥样硬化。

临床表现为头痛症状更加明显，血压进一步升高，并稳定在一个较高水平，需要服用降压药才能降低血压。

3. 内脏病变期 高血压后期，由于疾病进一步发展，多数内脏器官受累，其中以心脏、脑、肾和视网膜受累最为严重。

（1）心脏 因血压持续升高，外周循环阻力增大，心肌负荷增加，左心室代偿性肥大。严重时可发生心力衰竭。这种由高血压引起的心脏病称为高血压性心脏病。

肉眼观：心脏重量增加，左心室壁增厚，乳头肌和肉柱明显增粗，但心腔扩张不明显，称向心性肥大。晚期左心室功能失代偿，心肌收缩力降低，逐渐出现心腔扩张，称为离心性肥大。

镜下观：心肌纤维增粗，核大、深染。

（2）肾脏 高血压时，由于肾脏的细动脉玻璃样变和小动脉硬化，致使多数肾单位因缺血、缺氧而发生萎缩、肾间质纤维化。病变较轻的肾单位发生功能代偿。

肉眼观：双侧肾脏体积缩小，重量减轻，质地变硬，表面呈均匀弥漫的细颗粒状。切面见肾皮质变薄，皮质、髓质分界不清，称为原发性颗粒性固缩肾。

镜下观：肾入球小动脉管壁和肾小球呈玻璃样变，相应肾小管萎缩、消失，间质纤维化和淋巴细胞浸润。病变轻微区的肾小球及所属肾小管因代偿而肥大、扩张，管腔内可见蛋白管型。

（3）脑 高血压患者脑部可出现一系列病变：①脑水肿：由于脑细小动脉硬化和痉挛，局部组织缺血，毛细血管通透性增加，发生脑水肿。临床表现为头痛、头晕、眼花、呕吐、视力障碍等，有时血压急剧升高。患者可出现剧烈头痛、意识模糊、抽搐等症状，称为高血压危象。②脑软化：由于脑细小动脉的硬化和痉挛，管腔狭窄，相应供血区的脑组织缺血而发生多个小灶性坏死，即小软化灶。③脑出血：是高血压最严重的并发症，亦是致命性的并发症。常发生于基底节、内囊。出血区的脑组织被破坏，形成囊腔状，其内充满血液和坏死组织（图6-6）。患者常突然发生昏迷、呼吸深快、脉搏加快、腱反射消失等。出血灶扩展至内囊时则引起偏瘫。出血灶破入侧脑室则发生昏迷，常导致死亡。

（4）视网膜 视网膜中央动脉发生细动脉硬化。眼底检查可见血管迂曲，反光增强，动、静脉交叉处出现压痕。严重者视神经盘水肿，视网膜出血，视力减退甚至失明。

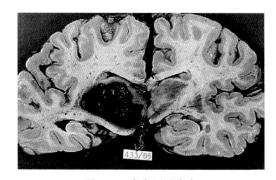

图6-6 高血压脑出血

（二）恶性高血压

恶性高血压又称急进型高血压，多见于青少年，血压显著升高，常超过230/130mmHg，病变进展迅速。患者常因尿毒症、脑出血、心力衰竭而死亡。

其特征性的病变是增生性小动脉硬化和坏死性细动脉炎。前者主要表现为动脉内膜显著增厚，伴有平滑肌细胞增生，胶原纤维增多，致管壁呈洋葱皮样增厚，管腔狭窄；后者病变主要累及动脉内膜和中膜，管壁发生纤维蛋白样坏死。上述病变主要累及肾、脑和视网膜动脉，以肾的病变最为显著。

项目三　风湿病

📖 **案例导入**

女性患者，17岁，体力劳动后心悸、气促，呼吸困难。近20天腹胀、下肢浮肿。患者1年前曾有咽痛，其后反复发热，双侧膝关节出现游走性疼痛。体检发现患者心尖搏动弥散，心浊音界向两侧扩大，二尖瓣听诊区可闻及杂音。

问题：

1. 试问该患者可能患什么病？

2. 其咽痛、关节痛是否与此病有关？

风湿病（rheumatism）是一种与A组乙型溶血性链球菌感染有关的变态反应性疾病。病变主要累及全身结缔组织，如心脏、关节、皮下、血管和脑等部位，形成典型的风湿小体。风湿病的急性发作期也称风湿热。患者有发热、心脏和关节损害、皮肤环形红斑、皮下结节和小舞蹈病等临床症状，同时，血液检查还可发现白细胞增多、血沉加快，抗链球菌溶血素"O"抗体滴度升高等现象。本病若反复发作可引起心瓣膜的器质性病变，表现为慢性心瓣膜病。

风湿病是一种常见病、多发病，冬春季节多发。好发于5～15岁人群，6～9岁为发病高峰，男、女性患病率无明显差异，但20～40岁患者常伴有明显的心瓣膜变形。

一、病因及发病机制

（一）病因

风湿病的发生与A组乙型溶血性链球菌感染有关，但并非是链球菌直接感染所致。主要依据是其发病与链球菌感染流行病学一致。多数患者发病前2～3周曾患有扁桃体炎、咽峡炎；本病多发生于链球菌易于感染的冬、春季节和寒冷、潮湿地区；链球菌感染导致的疾病，使用抗生素治疗后，风湿病的发病率明显下降。

（二）发病机制

风湿病的发病机制迄今尚不十分清楚，目前多数学者倾向于接受抗原抗体交叉反应学说。

即链球菌细胞壁的 C 抗原、M 抗原可能与结缔组织（心瓣膜、关节）上的某些成分有共同抗原性。因此，机体感染链球菌后产生的相应抗体，既能与链球菌发生反应，又能与心瓣膜、关节的某些成分产生交叉免疫反应，导致组织受损。

二、基本病理变化

风湿病是一种变态反应性疾病，依据病变发生发展过程可分为变质渗出期、增生期和纤维化期。

（一）变质渗出期

变质渗出期（alterative and exudative phase）是风湿病的早期病变期。病变处结缔组织发生黏液样变性（酸性黏多糖增多）和纤维素样坏死。显微镜下可见胶原纤维肿胀、断裂、崩解成无结构的颗粒状、片状、网状的红染物质，伴少量淋巴细胞、单核细胞、浆细胞浸润。此期病变约持续 1 个月。

（二）增生期

增生期（proliferative phase）又称肉芽肿期（granulomatous phase）。在变质渗出的基础上，增生的巨噬细胞聚集、吞噬纤维素样坏死物质后形成风湿细胞（Aschoff cell）（图 6-7A）。风湿细胞体积大，呈圆形，胞质丰富，略嗜碱性，细胞核圆形或卵圆形，核膜清晰，核染色质集中于中央，核的横切面染色质呈枭眼状，纵切面呈毛虫状。皮下结缔组织内、心内膜下尤其是心肌间质的小血管旁，数量不等的风湿细胞聚集在纤维素样坏死物质周围，外周伴少量淋巴细胞、单核细胞浸润，形成圆形或梭形小体，称为风湿小体，又称阿少夫小体（Aschoff body），为风湿病的特征性病变（图 6-7B）。此期病变持续 2～3 个月。

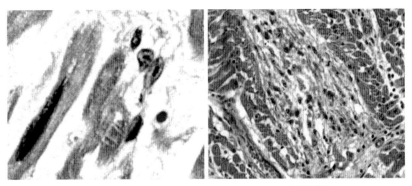

A. 风湿细胞　　　　　　　　　　B. 风湿小体

图 6-7　风湿性心肌炎（风湿细胞和风湿小体）

（三）纤维化期

纤维化期（fibrous phase）又称愈合期（healed phase）。随着病程进展，风湿小体中心的纤维素样坏死物质逐渐被吸收，风湿细胞、成纤维细胞演变为纤维细胞，风湿小体逐渐纤维化，形成梭形瘢痕。此期病变持续 2～3 个月。

风湿病整个病程持续 4～6 个月。由于风湿病病变常反复发作，受累器官或组织中可出现新旧病变同时存在的现象，反复发展可使纤维化的瘢痕不断形成。

三、风湿病的各器官病变

（一）风湿性心脏病

50%～70% 的风湿病患者会伴有心脏损害。风湿性心脏病包括风湿性心内膜炎、风湿性心肌炎和风湿性心外膜炎。若病变累及心脏全层则称为风湿性全心炎。

1. 风湿性心内膜炎（rheumatic endocarditis） 风湿性心内膜炎病变主要累及心瓣膜，也可累及瓣膜邻近的心内膜和腱索，引起瓣膜变形和功能障碍。以二尖瓣最常受累，其次为二尖瓣和主动脉瓣同时受累，三尖瓣和肺动脉瓣极少受累。病变初期，受损瓣膜肿胀，瓣膜黏液样变性、纤维素样坏死和炎细胞浸润，同时又由于瓣膜在血流冲击下反复的开启和闭合，最终，在瓣膜闭锁缘上形成多个串珠样排列、粟粒大小、灰白色、半透明的疣状赘生物。该赘生物与瓣膜连接紧密，不易脱落。光镜下，赘生物由血小板和纤维蛋白构成。病变反复发作会导致瓣膜增厚、变硬、卷曲、缩短、瓣叶间相互粘连，房室瓣狭窄，呈"鱼口状"外观，形成慢性心瓣膜病（图 6-8）。

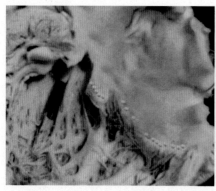 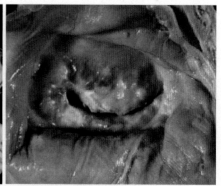

A. 赘生物（白色血栓）　　　　　B. 房室瓣呈"鱼口状"狭窄

图 6-8　风湿性心内膜炎

76

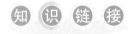

二尖瓣狭窄

二尖瓣狭窄多由风湿性心内膜炎反复发作所致。病变早期瓣膜轻度增厚，后期瓣膜在增厚基础上硬化、腱索缩短，二尖瓣口狭窄，呈"鱼口状"外观。患者临床可出现颈静脉怒张、下肢水肿等心衰症状。听诊心尖区可闻及舒张期隆隆样杂音。

2. 风湿性心肌炎（rheumatic myocarditis） 风湿性心肌炎病变主要累及心肌间质结缔组织，引起间质性心肌炎。在心肌间质小血管附近可见风湿小体和少量淋巴细胞浸润，常见于左心室后壁、室间隔、左心房等处。患者可出现心率加快，第一心音减弱，甚至出现心力衰竭症状。若病变累及心脏传导系统，可出现心律失常。另外，发生在儿童的风湿性心肌炎易出现急性充血性心力衰竭。

3. 风湿性心外膜炎（rheumatic pericarditis） 风湿性心外膜炎病变主要累及心包脏层，呈浆液性或纤维素性炎症。心外膜腔内有大量浆液性渗出时，液体潴留形成心包积液；当以纤维素性渗出为主时可形成绒毛心，听诊可闻及心包摩擦音，渗出的纤维素若不能被及时溶解吸收，则发生机化、粘连，形成缩窄性心包炎。

（二）风湿性关节炎

75%的风湿病患者在急性发作早期即可出现风湿性关节炎症状。病变易侵犯膝、踝、肩、腕、肘等大关节，呈游走性，反复发作性疼痛。关节局部常表现为红、肿、热、痛和功能障碍。关节腔内有浆液及纤维蛋白渗出，邻近软组织内可见风湿小体。急性期后，渗出物易被完全吸收，一般不留有关节畸形等后遗症。

（三）皮肤病变

1. 环形红斑（erythema annulare） 环形红斑多见于儿童，为渗出性病变。好发于躯干和四肢皮肤，呈淡红色环状红晕，中央皮肤色泽正常，微隆起。光镜下，红斑处真皮浅层血管充血、血管周围水肿及淋巴细胞浸润。病变常在1～2天消退。

2. 皮下结节（subcutaneous nodule） 皮下结节为增生性病变，好发于大关节附近的伸侧面皮下结缔组织。结节呈圆形或椭圆形，质硬，无压痛。光镜下，结节中央为纤维素样坏死物质，周围为呈放射状、栅栏状排列的风湿细胞和成纤维细胞，伴有以淋巴细胞为主的炎细胞浸润。病变持续数周后消退。

（四）风湿性动脉炎

风湿性动脉炎病变常累积中小动脉，如冠状动脉、脑动脉、肾动脉、肠系膜动脉及肺动脉等。在风湿病急性发作期，小动脉血管壁发生纤维素样坏死并伴有风湿小体形成。病变后期，血管壁纤维化导致管壁增厚、管腔狭窄，甚至并发血栓形成。

（五）风湿性脑病

风湿性脑病多见于 5～12 岁女孩，主要表现为脑的风湿性病变和皮质下脑炎。后者常累及大脑皮质、基底核、小脑皮层及丘脑。当椎体外系受累时，患儿出现面部及肢体的不自主、不协调运动，称为小舞蹈病（chorea minor）。

项目四　肺　炎

📖 案例导入

男性患者，32 岁。酗酒后遭雨淋，于当天晚上突然出现寒战、高热、呼吸困难、胸痛，继而咳嗽、咳铁锈色痰。其家属急送当地医院就诊。体检：触诊语颤增强，听诊可闻及管样呼吸音，左肺下叶有大量湿性啰音。血常规：白细胞 17×10^9/L；X 线检查：左肺下叶有大片致密阴影。

入院经抗生素治疗 3 天后，病情好转，各症状逐渐消失。X 线检查：左肺下叶的大片致密阴影缩小 2/3 面积。患者于入院后第 7 天自感无症状出院。

问题：

1. 患者最可能的诊断是什么？

2. 患者为什么会出现高热、寒战、白细胞计数增高？

3. 患者为什么会咳铁锈色痰？

肺炎（pneumonia）通常指肺的急性渗出性炎症，为呼吸系统的常见病、多发病。根据病因不同，由各种生物因子引起的肺炎分别称为细菌性肺炎、病毒性肺炎、支原体肺炎、真菌性肺炎和寄生虫性肺炎；根据病变的性质不同可分为浆液性、纤维素性、化脓性、出血性及肉芽肿性肺炎；根据病变累及的部位，又可分为大叶性肺炎、小叶性肺炎和间质性肺炎。

一、大叶性肺炎

大叶性肺炎（lobar pneumonia）主要由肺炎球菌引起，以肺泡内弥漫性纤维素渗出为主的炎症。本病多见于青壮年，常发生于冬春季。临床上起病急骤，主要症状为寒战、高热、咳嗽、咳铁锈色痰、胸痛和呼吸困难，体征包括肺实变及外周血白细胞计数增多等。

（一）病因及发病机制

本病90%以上由肺炎球菌引起。当机体受寒、过度疲劳、醉酒、感冒、糖尿病、免疫功能低下等使呼吸道防御功能被削弱时，细菌侵入肺泡，引起变态反应，使肺泡壁毛细血管壁通透性增高，浆液及纤维素渗出，细菌在肺泡内迅速繁殖，并随炎性渗出物一起通过肺泡间孔或呼吸性细支气管迅速向邻近肺组织蔓延，波及一个肺段或整个肺大叶。

（二）病理变化及临床病理联系

大叶性肺炎的主要病理变化是肺泡腔内的纤维素性炎，一般发生在单侧肺，多见于左肺或右肺下叶，也可同时或先后发生于两个或多个肺叶。典型的病变自然发展过程大致可分为以下四期：

1. 充血水肿期　发病的第1～2天。

肉眼观：病变肺叶肿胀，重量增加，暗红色。

镜下观：肺泡壁毛细血管扩张、充血，肺泡腔内有较多浆液性渗出物，其内混有少量的红细胞、中性粒细胞和巨噬细胞。渗出物中常可检出肺炎球菌。此期患者因毒血症而表现为寒战、高热、外周血白细胞计数增高；因肺泡腔内浆液渗出，咳稀薄泡沫痰。胸部X线检查见片状模糊阴影。

2. 红色肝样变期　发病的第3～4天。

肉眼观：病变肺叶肿胀，暗红色，质实如肝（图6-9）。

镜下观：肺泡壁毛细血管扩张、充血，肺泡腔内充满大量纤维素及红细胞，其间夹杂少量中性粒细胞和巨噬细胞。渗出物中仍可检测出肺炎球菌。此期因肺泡腔内红细胞被巨噬细胞吞噬，崩解形成含铁血黄素混入痰中，使痰液呈铁锈色。若病变范围较广，可影响肺的通气功能，患者出现呼吸困难和发绀等缺氧症状，并出现肺实变体征。病变波及胸膜时，可出现胸痛。X线检查可见大片致密阴影。

3. 灰色肝样变期　发病的第5～6天。

肉眼观：病变肺叶仍肿胀，但充血消退，由红色逐渐转变为灰白色，质实如肝。

镜下观：肺泡壁毛细血管受压缺血，肺泡腔内有大量纤维素及中性粒细胞（图6-10）。渗出物中的肺炎球菌大多被消灭、不易检出。该期患者的临床表现基本同红色肝样变期，但是症状开始减轻，铁锈色痰逐渐变为黏液脓性痰，缺氧症状开始改善。但因胸膜纤

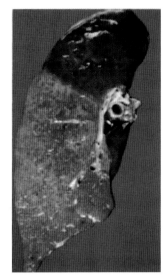

图6-9　大叶性肺炎（红色肝样变期）

维素渗出的进一步增多，胸痛会更加明显。

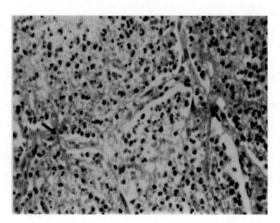

图 6-10　大叶性肺炎（灰色肝样变期）

4. 溶解消散期　发病后1周左右进入此期。

肉眼观：病变肺组织质地逐渐变软，恢复原正常形态。

镜下观：肺泡腔内渗出的中性粒细胞变性、坏死，并释放出大量蛋白水解酶，将渗出物中的纤维素溶解，溶解后的渗出物逐渐被淋巴管吸收或经气道咳出。肺内炎症病灶完全溶解消散后，肺组织结构和功能恢复正常，胸膜渗出物亦被吸收或机化。患者体温下降，临床症状和体征逐渐减轻、消失。胸部X线检查见阴影逐渐减少，直至消失。

大叶性肺炎的四期经过是一个连续的过程，彼此无绝对的界限。临床上由于早期应用抗生素治疗，病程可明显缩短，典型的四期病程并不常见。

（三）结局及并发症

大叶性肺炎经过治疗大多能痊愈，少数可出现以下并发症。

1. 肺肉质变　由于渗出的中性粒细胞过少，释放的蛋白溶解酶不足以溶解肺泡腔内渗出的纤维素，而被肉芽组织取代发生机化，使病变肺组织呈褐色肉样，称肺肉质变。

2. 肺脓肿、脓胸　肺脓肿、脓胸多见于细菌毒力强，尤其是合并金黄色葡萄球菌感染时。

3. 败血症或脓毒败血症　严重感染时，细菌侵入血液大量繁殖并产生毒素所致。

4. 感染性休克　感染性休克多见于重症病例，表现为微循环衰竭及严重全身中毒症状。若抢救不及时易引起死亡。

二、小叶性肺炎

小叶性肺炎（lobular pneumonia）是以肺小叶为病变范围的急性化脓性疾病。由于病灶多以细支气管为中心，并累及其周围所属肺泡，故又称支气管肺炎（bronchopneumonia）。

本病多见于儿童和年老体弱者，常发生于冬春季节及气温骤降时。临床上常表现为发热、咳嗽、咳痰等。

（一）病因及发病机制

本病常为多种细菌混合感染所致。其中最常见的致病菌是肺炎球菌，其次为葡萄球菌、链球菌、大肠杆菌、流感嗜血杆菌等。小叶性肺炎往往是在急性传染病、营养不良、恶病质、昏迷、麻醉、手术后、长期卧床、新生儿羊水吸入等情况下发生。由于机体抵抗力显著下降，呼吸道局部的防御功能受损，细菌沿支气管侵入肺组织并繁殖，导致疾病发生。

（二）基本病理变化

病理特征是以细支气管为中心的化脓性炎症，常发生于两肺各叶，尤以背侧和下叶病灶较多见。

肉眼观：两肺散在分布大小不等、形状不规则、暗红色或灰黄色病灶，质实，一般直径在 1cm 左右（相当于肺小叶范围）（图 6-11）。严重者，病灶相互融合成片，甚至累及全叶，形成融合性支气管肺炎。

镜下观：病灶内的细支气管壁及肺泡壁充血水肿，大量中性粒细胞浸润，上皮常有变性、坏死或脱落，腔内充满大量中性粒细胞、浆液、脓细胞、脱落崩解的上皮细胞（图 6-12）。病灶周围肺组织充血，有不同程度的代偿性肺气肿。

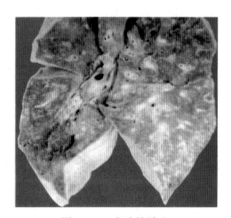

图 6-11 小叶性肺炎

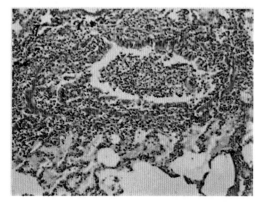

图 6-12 小叶性肺炎

（三）临床病理联系

小叶性肺炎多为其他疾病的并发症，其临床症状常被其他疾病所掩盖，但发热、咳嗽和咳痰仍是通常最常见的症状。

1. 咳嗽、咳黏液脓痰　由于支气管黏膜受炎症刺激，黏液分泌增多等因素引起。

2. 听诊可闻及湿性啰音　这是病变区细支气管及肺泡腔内含有炎性渗出物，在吸气过程中，气流通过液体而产生的细碎水泡音。

3. 呼吸困难及发绀　细支气管和肺泡内充满大量脓性渗出物，可影响肺的通气、换气功能，导致呼吸困难和发绀。

4. X 线检查　两肺散在不规则小片状或斑点状模糊阴影。

（四）结局及并发症

小叶性肺炎经及时有效治疗后，大多可痊愈，但其并发症远比大叶性肺炎要多，而且危险性较大。常见的并发症有呼吸衰竭、心力衰竭、脓毒败血症、肺脓肿和脓胸等。

三、间质性肺炎

（一）支原体肺炎

支原体肺炎（mycoplasmal pneumonia）是由肺炎支原体引起的一种急性肺间质性炎症。主要经飞沫传播，秋冬季多发，儿童、青少年发病率较高。通常散发，偶尔流行。

肺炎支原体感染可引起整个呼吸道发生炎症。

肉眼观：病变呈灶性或节段性，多累及一个肺叶，以下叶多见，呈暗红色，切面可有红色泡沫状液体溢出。

镜下观：肺泡间隔增宽、水肿，淋巴细胞、浆细胞和单核细胞浸润，肺泡腔内无渗出物或仅有少量混有单核细胞的浆液渗出。小支气管和细支气管及周围组织也有炎细胞浸润。严重的病例可发生上皮细胞坏死脱落。

临床起病较急，患者出现剧烈咳嗽，常无痰；听诊可闻及干、湿性啰音；X 线检查呈节段性阴影；痰、鼻分泌物可培养出肺炎支原体。自然病程约 2 周，本病预后良好。

（二）病毒性肺炎

病毒性肺炎（viral pneumonia）是由上呼吸道病毒感染向下蔓延所致的间质性肺炎。可发生于任何年龄，以儿童多见，婴儿和老年人病情较重。一般多为散发，偶可流行。

1. 病因及发病机制　引起肺炎的病毒种类很多，常见的有流感病毒、副流感病毒、麻疹病毒、疱疹病毒和呼吸道合胞病毒等，可由一种或多种病毒混合感染或继发细菌感染引起。病毒侵入肺的主要途径是飞沫吸入，在机体抵抗力下降时引起肺部感染。

2. 病理变化及临床病理联系

肉眼观：病变常不明显，仅表现为肺组织充血、轻度肿胀。

镜下观：主要表现为肺的急性间质性炎症。炎症从支气管、细支气管开始，沿肺间质发展，可见支气管和细支气管及其周围、小叶间隔及肺泡间隔等肺间质充血水肿，淋巴细胞和单核细胞浸润，间隔增宽，肺泡腔内一般无渗出物或仅少量浆液。严重的病例，其肺泡腔内可出现由浆液、少量纤维素、红细胞及巨噬细胞混合而成的渗出液，甚至出现肺组织坏死。有些病毒性肺炎，肺泡腔内浆液性渗出物浓缩成薄层红染膜状物覆盖在肺泡内表面，即透明膜形成。支气管上皮和肺泡上皮也可增生，并可形成多核巨细胞。有时在增生的上皮和多核巨细胞的胞质及胞核内可检出病毒包涵体。检见病毒包涵体是组织学诊断病毒性肺炎的重要依据。

临床上，可出现发热、剧烈咳嗽、呼吸困难和发绀。早期体检可正常或稍异常。通常预后较好。严重者或伴有细菌感染时可出现肺实变体征，预后较差。

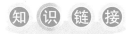

重症急性呼吸综合征（SARS）

2003 年 4 月 16 日，世界卫生组织根据包括中国内地和香港地区、加拿大、美国在内的 11 个国家和地区的 13 个实验室通力合作研究的结果，宣布重症急性呼吸综合征（severe acute respiratory syndrome，SARS）的病因是一种新型的冠状病毒，称为 SARS 冠状病毒。SARS 是一种以肺部和免疫系统直接损害为主的急性呼吸道传染性疾病，主要传播方式为近距离飞沫传播或接触患者呼吸道分泌物。与普通型肺炎相比，本病具有发病急、进展快、呼吸道症状严重、传染性强、较早出现呼吸衰竭和肺纤维化的特点。

项目五　消化性溃疡

案例导入

男性患者，40 岁，长途货车司机。周期性节律性上腹部疼痛 5 年，突然剧烈疼痛伴呕吐 1 小时入院。自述疼痛多发生在上午 11 时左右及下午 4 时左右，进食后缓解，常有夜间疼痛。有时有反酸、胃烧灼感。入院当日午餐后突然上腹部剧烈疼痛，伴恶心呕吐，吐出胃内容物，急诊入院。

问题：

1. 初步判断患者周期性上腹部疼痛的原因可能是什么？

2. 入院当日上腹部剧烈疼痛可能发生了什么？

消化性溃疡（peptic ulcer disease，PUD）是以胃或十二指肠黏膜形成慢性溃疡为特征的一种常见病，多见于成人（年龄在 20 ～ 50 岁）。本病多反复发作呈慢性经过，其发生与胃液的自我消化作用有关。十二指肠溃疡病较胃溃疡病多见，前者约占 70%，后者占 25%，胃和十二指肠两者并存的复合性溃疡占 5%。临床上，患者有周期性上腹部疼痛、反酸、嗳气等症状。

一、病因及发病机制

消化性溃疡的病因与发病机制复杂，尚未完全清楚，目前认为与以下因素有关。

（一）幽门螺杆菌的感染

大量研究表明，幽门螺杆菌（helicobacter pylori，HP）在溃疡病的发病机制中具有重要作用。实验证明，幽门螺杆菌感染可破坏胃、十二指肠黏膜防御屏障；其能分泌多种酶类，有利于胃酸直接接触上皮并进入黏膜内，导致胃酸分泌增加，破坏黏膜上皮细胞，诱发消化性溃疡。

（二）黏膜抗消化能力降低

胃、十二指肠黏膜防御屏障功能的破坏是胃或十二指肠黏膜组织被胃酸与胃蛋白酶消化而形成溃疡的重要原因。正常胃和十二指肠黏膜通过胃黏膜分泌的黏液和黏膜上皮细胞的脂蛋白保护黏膜不被胃液所消化。吸烟及长期服用非固醇类抗炎药物如阿司匹林可损害黏膜血液循环，进而损害黏膜防御屏障，均可诱发消化性溃疡。

（三）胃液的消化作用

研究证明，消化性溃疡的发病是胃和十二指肠局部黏膜组织被胃酸和胃蛋白酶消化的结果。十二指肠溃疡时可见分泌胃酸的壁细胞总数明显增多，造成胃酸分泌增加，说明胃液对胃壁组织的自我消化过程是溃疡病形成的原因之一。

（四）神经、内分泌功能失调

消化性溃疡患者常有精神过度紧张或忧虑、胃液分泌障碍及迷走神经功能紊乱等现象。精神因素刺激可引起大脑皮层功能失调，从而导致自主神经功能紊乱。迷走神经功能亢进可促进胃酸分泌增多，这与十二指肠溃疡发生有关；而迷走神经兴奋性降低，胃蠕动减弱，通过胃泌素分泌增加，进而促进胃酸分泌增加，促进胃溃疡形成。

（五）遗传因素

消化性溃疡在一些家族中有高发趋势，揭示本病的发生也可能与遗传因素有关。

二、基本病理变化

胃溃疡病变与十二指肠溃疡病变大致相同，一并叙述。

肉眼观：胃溃疡多位于胃小弯侧，近幽门处多见，尤其多见于胃窦部，十二指肠溃疡多发生在球部的前壁或后壁；溃疡常一个，呈圆形或椭圆形；溃疡直径多在2cm以内，十二指肠溃疡直径多在1cm以内；溃疡边缘整齐，状如刀切，底部平坦、洁净；溃疡通常穿越黏膜下层，深达肌层甚至浆膜层；溃疡周围胃黏膜皱襞因受溃疡底瘢痕组织的牵拉而呈放射状（图6-13）。

镜下观：溃疡底部由表及里分为四层：①炎性渗出层：最表层由少量炎性渗出物（白细胞、纤维素等）覆盖；②坏死组织层：由红染、无结构的坏死组织构成；③肉芽组织层：由成纤维细胞和新生毛细血管等构成；④瘢痕组织层：由大量胶原纤维和少数纤维细胞构成（图 6-14）。瘢痕底部小动脉因炎症刺激常有增殖性动脉内膜炎，妨碍组织再生使溃疡不易愈合。溃疡底部的神经节细胞和神经纤维常发生变性和断裂及小球状增生。

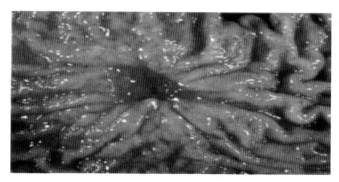

图 6-13　胃消化性溃疡

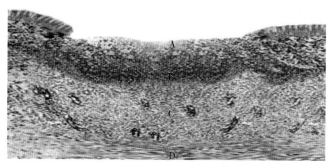

镜下观：A.渗出层　B.坏死层　C.肉芽组织层　D.瘢痕层

图 6-14　消化性溃疡

三、临床病理联系

（一）周期性上腹部疼痛

与胃酸刺激溃疡局部的神经末梢及胃壁平滑肌痉挛有关。一般胃溃疡病表现为餐后 1 ～ 2 小时最明显的"饱痛"；而十二指肠溃疡病常出现半夜发作的"饥饿痛"，这与迷走神经兴奋性增高，刺激胃酸分泌增多有关，进食后有所缓解。

（二）反酸、嗳气

与胃幽门括约肌痉挛，胃逆蠕动，以及早期幽门狭窄，胃内容物排空受阻，滞留在胃内的食物发酵等因素有关。

表 6-1　胃溃疡与十二指肠溃疡的区别

名称	发病率	发病年龄	好发部位	疼痛性质	胃液分析	结局
胃溃疡	约25%	中青年	胃窦部	饱痛	胃泌素分泌过高	可有癌变
十二指肠溃疡	约70%	青壮年	十二指肠球部	饥饿痛	胃酸分泌过高	不发生癌变

四、结局及并发症

（一）结局

如果溃疡不再发生，渗出物及坏死组织逐渐被吸收、排出，已被破坏的肌层不能再生，由底部的肉芽组织增生形成瘢痕组织填充修复。同时，周围黏膜上皮再生覆盖溃疡面而愈合。

（二）并发症

1. 出血　占 10%～35%。如果溃疡底部毛细血管破裂，溃疡面有少量出血，此时患者大便潜血试验呈阳性。若溃疡底部大血管破裂，患者出现呕血及柏油样大便，严重者出现失血性休克。

2. 穿孔　占 5%。十二指肠溃疡因肠壁较薄更易发生穿孔。穿孔后由于胃肠内容物漏入腹腔而引起腹膜炎。如穿孔发生在胃后壁，胃肠内容物则漏入小网膜囊。

3. 幽门狭窄　占 3%。经久的溃疡易形成大量瘢痕。由于瘢痕收缩可引起幽门狭窄，使胃内容物通过困难，继发胃扩张，患者出现反复呕吐。严重者可致碱中毒。

4. 癌变　一般小于 1%，癌变多发生于长期胃溃疡患者，十二指肠溃疡几乎不发生癌变。

项目六　肝硬化

案例导入

男性患者，52 岁，呕血 1 小时入院。患者有慢性乙型肝炎病史多年，确诊"肝硬化"2 年余。患者于 2 小时前进食晚餐后出现恶心，呕出鲜红色血液，约300mL，无血凝块。症状伴头晕、心悸、口干。胃镜：食管中下段静脉重度曲张。B 超：提示肝硬化，门静脉高压，脾大，中等量腹水。腹水病理检查未见癌细胞。

问题：

1. 请问该患者为什么会出现呕血？

2. 他的肝脏发生了怎样的病理变化？

肝硬化（cirrhosis of liver）是指由多种原因导致肝细胞弥漫性变性坏死，纤维组织增生和肝细胞结节状再生，三种病变反复交替进行，最终导致肝脏变形变硬形成肝硬化。

国际上将肝硬化按形态分类分为：小结节型、大结节型、大小结节混合型及不全分割型肝硬化。我国常采用的是结合病因、病变特点和临床表现的综合分类分为：门脉性肝硬化、坏死后性肝硬化、胆汁性肝硬化等。其中以最常见的门脉性肝硬化作为本部分讨论的内容。

门脉性肝硬化（portal cirrhosis）又称雷奈克肝硬化，相当于小结节型肝硬化，约占所有肝硬化的50%。

一、病因及发病机制

1.病毒性肝炎 在我国慢性病毒性肝炎是肝硬化的主要原因，其中以乙型慢性肝炎为最常见。

2.慢性酒精中毒 是欧美等国家肝硬化的主要原因，多见于长期大量饮酒的人。

3.营养缺乏 食物中长期缺乏某些成分，如蛋氨酸和胆碱等营养物质时，肝合成磷脂障碍，经过脂肪肝发展为肝硬化。

4.有害物质 许多化学物质，如四氯化碳、磷、砷或黄曲霉素等的长期作用，可导致肝细胞反复遭受损害而引起肝硬化。

在上述因素的长期作用下，首先引起肝细胞脂肪变性、坏死及炎症反应等，之后在坏死区发生胶原纤维增生。初期增生的纤维组织虽形成小的条索，但尚未互相连接形成间隔使肝小叶改建，此时称为肝纤维化，为可复性病变。如果病变继续进展，小叶中央区和汇管区等处的纤维间隔互相连接，分隔原有的肝小叶；同时残余肝细胞结节性再生，最终使肝小叶结构和血液循环被改建而形成肝硬化。

二、基本病理变化

肉眼观：早期肝体积正常或略增大，质地正常或稍硬。晚期肝体积缩小，重量减轻，硬度增加。表面呈颗粒状或小结节状，结节大小较一致，最大结节直径不超过1.0cm。切面见小结节周围为纤维组织条索包绕，其间隔较窄且较一致，弥漫分布于全肝（图6-15）。

镜下观：正常肝小叶结构破坏，由广泛增生的纤维组织将肝小叶或肝细胞再生结节分割包绕成大小不等、圆形或椭圆形的肝细胞团，称为假小叶（pseudolobule）。假小叶内肝细胞索排列紊乱，小叶中央静脉缺如、偏位或有两个以上，有时包绕有汇管区（图6-16）。

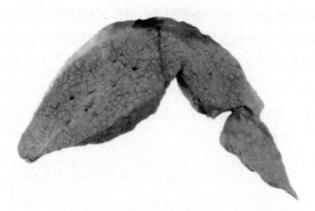

图 6-15　门脉性肝硬化（肉眼观）

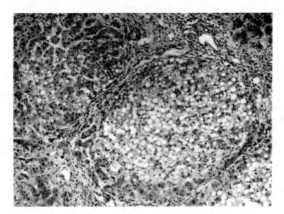

图 6-16　门脉性肝硬化（镜下观）

三、临床病理联系

（一）门脉高压症

1. **脾肿大及脾功能亢进**　由于门静脉高压，导致脾静脉回流障碍，形成慢性脾淤血，脾肿大后发生脾功能亢进。

2. **腹水形成**　肝硬化晚期腹腔内可聚集大量淡黄色透明液体称为腹水。腹水形成的原因主要有：①门静脉高压，血管内压升高，水分及血浆蛋白漏出；②肝脏的灭活功能减退，抗利尿激素、醛固酮等在体内分解减少，导致钠水潴留；③肝功能降低，白蛋白合成减少引起低蛋白血症，血浆胶体渗透压下降而引起腹水。

3. **侧支循环形成**　主要的侧支循环及并发症（图 6-17）：①食管下段静脉丛曲张、破裂出血：是肝硬化病人常见的死亡原因之一；②直肠静脉（痔静脉）丛曲张：直肠静脉丛曲张破裂可发生便血，长期便血可导致患者贫血；③脐周及腹壁静脉曲张：脐周围静脉迂曲，并向上及向下腹壁延伸，表现为"海蛇头"。

4.**胃肠淤血水肿** 胃肠静脉回流受阻，引起黏膜淤血、水肿，消化吸收障碍，致病人食欲不振、腹胀、腹泻等。

（二）肝功能不全

主要是肝脏长期反复受破坏的结果。主要临床表现如下。

1.**蛋白质合成障碍** 肝细胞损伤后，合成蛋白质的功能降低，使血浆白蛋白减少，刺激免疫系统合成球蛋白增多，化验检查可出现白蛋白降低，白 / 球蛋白比值下降，甚至倒置。

2.**雌激素的灭活作用减弱** 肝硬化时常有内分泌代谢障碍，肝脏对雌激素的灭活能力降低，雌激素水平升高，患者可出现蜘蛛痣、肝掌，部分男性患者可表现为睾丸萎缩、乳腺发育等。

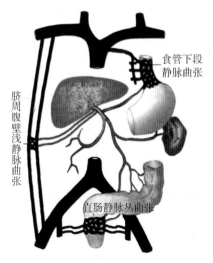

图 6-17 肝硬化侧支循环模式图

3.**出血倾向** 由于肝脏合成凝血因子减少及脾功能亢进导致血小板被破坏，患者可有鼻出血、牙龈出血、黏膜及浆膜出血或皮下淤斑等。

4.**黄疸** 黄疸多因肝内胆管的不同程度阻塞及肝细胞坏死引起。

5.**肝性脑病** 肝性脑病是肝功能极度衰竭的结果，主要由于肠内含氮物质不能在肝内转化而引起的氨中毒，是肝硬化病人常见的死亡原因之一。

项目七 原发性肾小球肾炎

📖 **案例导入**

男性患儿，7岁，因眼睑水肿、尿少3天入院。1周前曾发生上呼吸道感染。体格检查：眼睑浮肿，咽红肿，心肺（－），血压128/91mmHg。实验室检查：尿常规示红细胞（＋＋），尿蛋白（＋＋），红细胞管型0～3/HP；24小时尿量350mL，尿素氮11.4mmol/L，血肌酐170μmol/L。B超检查：双肾对称性增大。

问题：

患儿可能得了什么病？并说出判断依据。

肾脏是泌尿系统中最重要的脏器，主要功能是排泄代谢产物，调节水、电解质和酸碱平衡，还具有内分泌功能。肾单位是肾脏基本的结构和功能单位，由肾小体（又称肾小球）和肾小管两部分构成。肾小球由血管球和肾球囊组成。血管球由盘曲的毛细血管袢组成，毛细血管间为肾小球系膜，系膜由系膜细胞和系膜基质构成。肾球囊内层为脏层上皮细胞，外层为壁层上皮细胞。肾小球毛细血管壁为滤过膜，由毛细血管内皮细胞、基膜和脏层上皮细胞构成。

肾小球肾炎（glomerulonephritis）是以肾小球损伤和改变为主的一组疾病。可分为原发性肾小球肾炎、继发性肾小球疾病和遗传性肾炎。原发性肾小球肾炎是原发于肾脏的独立疾病，肾为唯一或主要受累的脏器。继发性肾小球疾病是由免疫性、血管性或代谢性疾病引起的肾小球病变，肾脏病变是系统性疾病的组成部分。遗传性肾炎指一组以肾小球改变为主的遗传性家族性疾病。这里主要讨论原发性肾小球肾炎。

一、病因及发病机制

原发性肾小球肾炎的确切病因和发病机制尚未完全阐明，但已确定大部分原发性肾小球肾炎由免疫机制引起。与肾小球肾炎有关的抗原分为内源性和外源性两大类。内源性抗原包括肾小球抗原和非肾小球性抗原；外源性抗原包括细菌、病毒、寄生虫、真菌和螺旋体等生物性病原体的成分，以及药物、外源性凝集素和异种血清等。

抗原 – 抗体反应是肾小球损伤的主要原因。与抗体有关的损伤主要通过两种机制：①抗体与肾小球内的抗原在原位发生反应；②血液循环中的抗原 – 抗体复合物在肾小球内沉积，引起肾小球病变。

二、常见病理类型

主要介绍三种常见的原发性肾小球肾炎的病理类型。

（一）急性弥漫性增生性肾小球肾炎

急性弥漫性增生性肾小球肾炎简称急性肾炎，病变由免疫复合物引起。由于大多数病例与感染有关，又称感染后性肾小球肾炎。为临床常见的肾炎类型，多见于儿童，成人也有发生。

1. 病理变化

肉眼观：①双侧肾脏轻到中度肿大，被膜紧张；②肾脏表面充血，有的肾脏表面有散在粟粒大小的出血点，故有大红肾或蚤咬肾之称；③切面见肾皮质增厚。

镜下观：病变累及双肾的绝大多数肾小球。①肾小球的变化：体积增大，内皮细胞和系膜细胞增生，内皮细胞肿胀，可见中性粒细胞和单核细胞浸润。毛细血管管腔狭窄或闭塞，肾小球血量减少；②肾小管的变化：近曲小管上皮细胞变性。肾小管管腔内出现蛋白管型、红细胞或白细胞管型及颗粒管型；③肾间质的变化：充血、水肿并有炎细胞浸润（图 6–18）。

2.临床病理联系　本病主要表现为急性肾炎综合征。①尿的变化：血尿为常见症状，多数患者出现镜下血尿。还可出现少尿，轻度蛋白尿及管型尿；②水肿：主要原因是肾小球滤过率降低，钠、水潴留；③轻到中度高血压：原因可能是钠、水潴留，血容量增加。血浆肾素水平一般不增高。

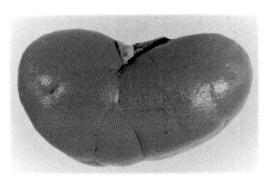
肉眼观（大红肾）

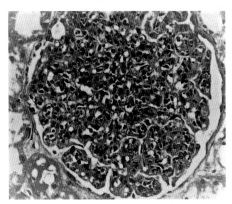
镜下观

图 6-18　急性弥漫性增生性肾小球肾炎

3.结局　儿童患者预后好，但约有 1% 的患儿转变为急进性肾小球肾炎。少数患儿病变缓慢进展，转为慢性肾炎。成人患者预后较差，有的可转变为慢性肾小球肾炎，也可转变为急进性肾小球肾炎。

（二）急进性肾小球肾炎

急进性肾小球肾炎又称新月体性肾小球肾炎，本型肾炎较少见，大部分由免疫机制引起。起病急，进展快，病变严重，若不及时治疗，患者常在数周至数月内死于急性肾衰竭。

1.病理变化

肉眼观：①双肾体积增大，颜色苍白，表面可有点状出血；②切面见肾皮质增厚。

镜下观：①肾小球的变化：肾球囊内有新月体形成。新月体主要由增生的壁层上皮细胞和渗出的单核细胞构成，可有中性粒细胞和淋巴细胞浸润，故又称新月体性肾小球肾炎。新月体使肾小球球囊腔变窄或闭塞，并压迫毛细血管丛；②肾小管的变化：肾小管上皮细胞变性，部分肾小管上皮细胞萎缩甚至消失；③肾间质的变化：水肿，炎细胞浸润，后期发生纤维化（图6-19）。

2.临床病理联系　主要表现为急进性肾炎综合征。常表现为血尿，伴红细胞管型、中度蛋白尿，并有不同程度的高血压和水肿。由于新月体形成和球囊腔阻塞，患者迅速出现少尿、无尿和氮质血症等症状。随着病变进展，肾小球发生玻璃样变，部分肾单位功能丧失，最终发生肾衰竭。

3.结局　预后较差，患者度过急性期后绝大部分转为慢性肾炎。

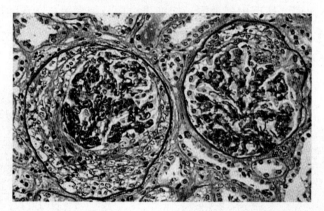

图6-19　急进性肾小球肾炎

（三）慢性肾小球肾炎

为不同类型肾小球肾炎发展的终末阶段。有相当数量的慢性肾炎患者发病隐匿，没有明确的急性或其他类型肾炎的病史，发现时已进入慢性阶段。

1.病理变化

肉眼观：①双肾体积缩小，表面呈弥漫性细颗粒状；②切面皮质变薄，皮髓质界限不清；③肾盂周围脂肪增多。慢性肾小球肾炎的大体病变称为继发性颗粒性固缩肾。

镜下观：①肾小球的变化：肾小球玻璃样变和硬化；②肾小管的变化：肾小管萎缩或消失；③肾间质的变化：间质纤维化，伴有淋巴细胞及浆细胞浸润（图6-20）。

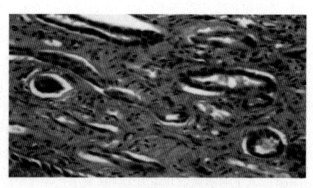

图6-20　慢性硬化性肾小球肾炎

2.临床病理联系　本病主要表现为慢性肾炎综合征。①尿的变化：出现多尿、夜尿和低比重尿。该变化是由于大量的肾单位结构破坏，功能丧失所致。血液流经残留肾单位时速度加快，肾小球滤过率增加，但肾小管重吸收功能有限，尿浓缩功能降低。②高血压：由于肾小球硬化和严重缺血，肾素分泌增多所致。高血压导致细、小动脉硬化，肾缺血加重，使血压持续增高。③贫血：主要由肾组织破坏，促红细胞生成素分泌减少引起。④氮质血症和尿毒症：大量肾单位受损使代谢产物不能及时排出，水、电解质和酸碱平衡失调导致。慢性肾炎晚期的患者常出现尿毒症的病理改变，如心外膜炎和胃肠炎等。长期高血压可导致左心室壁肥厚。

3. 结局　慢性肾小球肾炎病程进展的速度差异很大，但预后均很差。如不能及时进行血液透析或肾移植，患者最终多因尿毒症、心力衰竭或脑出血死亡。

复习思考

简答题

1. 简述动脉粥样硬化的基本病变和粥样斑块的继发性改变。

2. 心肌梗死的合并症有哪些？

3. 动脉粥样硬化对人体的危害有哪些？

4. 简述良性高血压的分期及病变特点。

5. 高血压可以出现哪些内脏病变？

6. 风湿病的概念是什么？

7. 风湿病的基本病理变化是什么？

8. 风湿性心脏病的类型有哪些？

9. 简述大叶性肺炎、小叶性肺炎的区别。

10. 简述大叶性肺炎的发展过程。

11. 简述消化性溃疡的大致病理变化特点。

12. 消化性溃疡的并发症有哪些？

13. 什么是假小叶？肝硬化的典型病理变化是什么？

14. 肝硬化患者门静脉高压的原因有哪些？

15. 门静脉高压的主要临床表现有哪些？

16. 肝功能障碍患者有哪些表现？这些表现发生的原因是什么？

17. 简述急性弥漫性增生性肾小球肾炎的病理变化。

18. 简述慢性肾小球肾炎的临床病理联系。

扫一扫，知答案

第三部分 病理生理学

扫一扫，看课件

模块七

水、电解质代谢紊乱

【学习目标】

1.掌握脱水、水肿、低钾血症和高钾血症的概念。

2.熟悉脱水的类型；水肿的发生机制、病理变化及对机体的影响；钾代谢紊乱的病因与机制。

3.了解水、电解质代谢紊乱的防治原则。

📖 案例导入

女性患儿，8个月，腹泻3天。发病后每天腹泻10余次，黄色稀水样便。体格检查：体重6.8kg，精神萎靡，皮肤弹性极差，前囟及眼窝明显凹陷，四肢凉，血压偏低，口渴不明显，尿量极少，血清钠检测值为125mmol/L。

问题：

1.患儿出现这些症状是什么原因引起的?

2.她发生了哪些水、电解质代谢异常?

项目一 水、钠代谢紊乱

体液是由水和溶解于其中的电解质、低分子有机化合物及蛋白质等组成，广泛分布于组织细胞内、外。成人体液总量约占体重的 60%，其中细胞内液约占 40%，细胞外液约占 20%，组织间液中有极少量分布于一些密闭的腔隙中。体液中的电解质一般以离子形式存在，电解质平衡是维持体液的渗透压及酸碱平衡，维持神经、肌肉、心肌细胞的静息电位的形成及细胞代谢活动和器官功能能够正常进行的必需条件。这种平衡有赖于机体神经及内分泌系统对肾、肺、胃肠和皮肤等器官的调节作用。主要包括：①口渴中枢的调节：当血浆渗透压升高、血容量减少时可兴奋口渴中枢系统引起渴感；②抗利尿激素的调节：抗利尿激素（ADH）可促肾远曲小管和集合管对水的重吸收；③醛固酮系统的调节：醛固酮可促肾远曲小管和集合管对钠的重吸收；④心房钠尿钛则具有利钠、利尿、扩血管和降低血压等作用。当水、电解质平衡紊乱时可导致体液容量、分布、电解质浓度和渗透压的变化，对机体可造成一定的危害，严重时还可危及生命。

一、脱水

各种原因引起机体的体液容量明显减少，称为脱水。根据脱水时细胞外液渗透压的变化，可将脱水分为低渗性脱水、高渗性脱水和等渗性脱水三种。正常血浆渗透压为 $280 \sim 310mmol/L$，由于 Na^+ 占血浆中阳离子的 90% 以上，其含量为 $130 \sim 150mmol/L$，故临床通常以血清中 Na^+ 的含量来判断血浆渗透压的高低。

（一）低渗性脱水

低渗性脱水的特点是失钠多于失水，血清钠浓度 $< 130mmol/L$，血浆渗透压 $< 280mmol/L$。

1. 原因及发生机制

（1）肾性原因　①长期连续使用高效利尿药，抑制了髓袢升支对钠的重吸收；②肾上腺皮质功能不全，如 Addison 病，因醛固酮分泌不足，使肾小管对钠重吸收减少；③肾实质性疾病，如急性肾功能衰竭多尿期等，可引起肾排钠过多。

（2）肾外原因　①经消化道失液，如呕吐、腹泻导致大量含钠消化液丧失；②体腔内大量液体积聚，如大量胸或腹水形成时；③经皮肤丢失，如大量出汗、大面积烧伤时只补充了水或葡萄糖液，而导致失钠大于失水。

2. 对机体功能、代谢的影响

（1）细胞外液明显减少　低渗性脱水丢失的主要是细胞外液，同时由于是低渗状态，水分从细胞外液向渗透压相对较高的细胞内转移，导致血容量进一步减少，故容易发生低血容量性休克。此时患者可出现直立性眩晕、血压下降、脉搏细速、四肢厥冷等症状。

（2）组织脱水体征　由于体液减少最明显的是组织间液，因此患者出现明显的脱水体征，如皮肤弹性降低，眼窝凹陷、婴幼儿囟门凹陷和舟状腹（"三凹"体征）。

（3）其他表现　血浆渗透压下降，患者早期无口渴感。轻度低渗性脱水时，血容量减少不明显，由于细胞外液低渗，ADH 分泌减少，故尿量降低不明显；当血容量明显减少时，尽管细胞外液低渗，但 ADH 分泌增多，故明显少尿。肾性原因失钠者，尿钠含量增多；肾外性原因失钠者，因血钠降低和低血容量致使肾素–血管紧张素–醛固酮系统（RAAS）激活，故尿钠含量减少。

3. 防治的病理生理基础

（1）去除病因，防治原发病。

（2）适当补液，可使用等渗（轻度低钠血症）或高渗（严重低钠血症）盐溶液纠正细胞外液容量和渗透压。如有休克者须及时抢救，并注意纠正酸中毒。

（二）高渗性脱水

高渗性脱水的主要特点是失水多于失钠，血清钠浓度＞150mmol/L，血浆渗透压＞310mmol/L。

1. 原因及发生机制

（1）水摄入不足　①水源不足；②不能或不会饮水，口腔、食管等处疾病导致饮水困难或昏迷患者等；③渴感障碍，如下丘脑病变损害口渴中枢。

（2）水丢失过多　①经呼吸道失水，任何原因引起的过度通气；②经皮肤失水，如高热、大量出汗和甲状腺功能亢进等；③经肾失水，如中枢性和肾性尿崩症；使用大量脱水剂如甘露醇、高渗葡萄糖等；④经胃肠道丢失，如婴幼儿水样腹泻，排出大量含钠量低的水样便。

2. 对机体功能、代谢的影响

（1）口渴　为突出的临床表现，由细胞外液高渗刺激口渴中枢所致。

（2）尿量减少且尿比重增高　由于细胞外液高渗使 ADH 分泌增多，肾小管对水的重吸收增加。

（3）细胞内液明显减少　由于细胞外液渗透压升高，使细胞内液向细胞外液转移，细胞脱水。脑细胞严重脱水时，可出现程度不同的中枢神经系统功能障碍、脑静脉破裂出血和蛛网膜下腔出血。

（4）脱水热　血容量降低使皮肤血管收缩，细胞内脱水使汗腺分泌减少，机体散热功能障碍。婴幼儿较常见。

3. 防治的病理生理基础

（1）去除病因，防治原发病。

（2）可给患者直接饮水，不能口服者可静脉输入 5%～10% 葡萄糖溶液，在治疗过程中，缺水情况如得到一定程度纠正后，需适当补钠。

（3）输液时还应注意输液的速度，特别是老年人和心脏病患者，要注意补液不能过快过多，以免加重心脏负担。

（三）等渗性脱水

等渗性脱水的特点是水和钠成比例地丢失，因而血清钠在正常范围，细胞外液渗透压也维持正常。

1. 原因及发生机制

（1）胃肠液大量丢失　如呕吐、腹泻及消化道引流等。

（2）大量血浆丢失　如大面积烧伤等。

（3）大量抽放胸水和腹水　如胸膜炎致大量胸腔积液。

2. 对机体功能、代谢的影响　等渗性脱水如未得到及时正确地处理，由于从皮肤和呼吸不断蒸发掉水分，细胞外液渗透压可逐渐升高，转变为高渗性脱水。也可因只补水不补钠而转变为低渗性脱水。单纯的等渗性脱水在临床中较少见。

3. 防治的病理生理基础

（1）去除病因，防治原发病。

（2）补充渗透压偏低的氯化钠溶液。同时预防患者因继续失水向高渗性脱水转变或因补水过多而向低渗性脱水转变。

二、水肿

水肿是指体液在组织间隙或体腔中过多积聚。如果水肿发生在体腔内，通常称为积液或积水，如胸腔积液、腹腔积液、脑积水等。

水肿的分类：①水肿按波及的范围可分为全身性水肿（如心性水肿、肾性水肿）和局部性水肿（如炎性水肿）；②按发生部位分为肺水肿、脑水肿、皮下水肿、喉头水肿等；③按发生原因分为心性水肿、肝性水肿、肾性水肿、营养不良性水肿等；有的全身性水肿至今原因不明，称"特发性水肿"。

（一）水肿的发生机制

正常人体组织液总量相对恒定，这主要依赖于血管内外液体交换平衡和体内外液体交换平衡。一旦这种动态平衡失调，导致组织液的生成大于回流和（或）钠水潴留时则可引起水肿。

1. 血管内外液体交换平衡失调——组织间液生成大于回流　组织间液和血浆之间通过毛细血管壁不断进行着液体交换，使组织液生成和回流保持着动态平衡（图7-1）。这种平衡主要取决于以下因素。

（1）血管内外两种力量的平衡作用　一种是促使组织液生成的力量，称有效流体静压，有效流体静压（25mmHg）=毛细血管流体静压（23mmHg）－组织间液流体静压（-2mmHg）。另一种是促使组织液回流入血的力量，称有效胶体渗透压，有效胶体渗透压（17mmHg）=血浆胶体渗透压（25mmHg）－组织胶体渗透压（8mmHg）。而有效滤过压=

有效流体静压（25mmHg）– 有效胶体渗透压（17mmHg）=8mmHg。综上，正常情况下组织液的生成略大于回流。

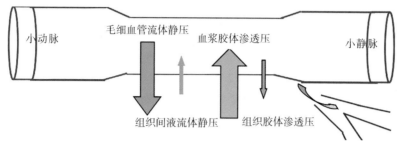

图 7-1　血管内外液体交换示意图

（2）淋巴回流　组织液回流后剩余部分经淋巴回流入血。另外，淋巴管壁的通透性较高，可把毛细血管漏出的蛋白质、细胞代谢产生的大分子物质回吸收入血，可见淋巴回流具有重要的抗水肿作用。引起血管内外液体交换平衡失调的原因如下：

1）毛细血管流体静压升高：常见于右心衰竭、静脉管腔内阻塞或静脉管腔受压导致的淤血所引起的静脉压升高。

2）微血管壁通透性增加：常见于各种炎症、感染、缺氧、酸中毒等。微血管壁通透性增加时，在毛细血管有效流体静压的作用下，可直接引起液体滤出增多；同时可引起血浆蛋白滤出增多、组织间胶体渗透压升高、血浆胶体渗透压降低，促进组织液生成增多。

3）血浆胶体渗透压降低：血浆胶体渗透压的大小，主要取决于血浆白蛋白的含量。临床上，当血浆白蛋白 < 20g/L 时就会引起水肿。血浆白蛋白含量减少的原因主要有：①蛋白质摄入不足，见于禁食、消化道疾病时消化吸收障碍等；②蛋白质合成障碍，见于肝功能不全，血浆蛋白合成减少等；③蛋白质消耗或丢失过多，见于慢性消耗性疾病、肾病综合征等；④稀释性低蛋白血症，见于大量水、钠潴留或输入大量非胶体溶液等。

4）淋巴回流受阻：常见于淋巴管阻塞（如肿瘤细胞栓子、丝虫等）、压迫（如肿瘤、异物的压迫）、淋巴结广泛摘除（如乳腺癌根治手术后）等。淋巴回流受阻时，含蛋白的水肿液在组织间积聚，导致淋巴性水肿，如丝虫成虫阻塞淋巴管可致肢体或阴囊明显肿大。

2. 体内外液体交换平衡失调——钠水潴留　正常人体在神经 – 体液的调节下，通过肾小球的滤过和肾小管的重吸收功能来调节水、钠摄入与排出之间的动态平衡。任何原因使肾小球滤过率降低和（或）肾小管重吸收增强，引起球 – 管失衡，均可导致水、钠潴留，引发水肿。

（1）肾小球滤过率降低　①广泛肾小球病变：如急性肾小球肾炎，炎性渗出物和内皮细胞肿胀或慢性肾小球肾炎肾单位严重破坏，肾小球滤过面积减少，导致肾小球滤过率降低；②有效循环血量减少：如充血性心力衰竭、肝硬化腹水等使有效循环血量减少，肾血流量减少，导致肾小球滤过率下降。

（2）肾小管髓袢对水、钠的重吸收增多　有效循环血量减少时，肾内血流重新分布，皮质肾单位血流量减少而髓旁肾单位血流量增多，导致肾小管髓袢对水、钠的重吸收增多。

（3）近曲小管重吸收钠水增多　当有效循环血量降低时，近曲小管对水、钠的重吸收增多：①有效循环血量减少时，心房钠尿肽分泌减少，对近曲小管重吸收钠的抑制作用减弱，导致钠水潴留；②有效循环血量减少时使肾血管收缩，由于出球小动脉收缩比入球小动脉收缩明显，使滤过率增高的同时，出球小动脉的血流量减少且渗透压较高，使其肾小管周围的毛细血管内血浆蛋白浓度相对增高而流体静压下降，从而促进了近曲小管重吸收钠水增多。

（4）肾远曲小管和集合管对水、钠的重吸收增多　主要受醛固酮和 ADH 调节：①醛固酮增多，醛固酮具有促进肾远曲小管对钠的重吸收作用，从而引起水、钠潴留。醛固酮增多的原因是有效循环血量减少导致的醛固酮分泌增多或肝硬化等导致的醛固酮灭活减少；②抗利尿激素分泌增多，ADH 具有促进肾远曲小管和集合管对水的重吸收作用。ADH 增多常见的原因是有效循环血量减少时容量感受器所受的刺激减弱，反射性引起 ADH 分泌增多；或者是有效循环血量减少时肾素－血管紧张素－醛固酮系统（RAAS）激活、血管紧张素Ⅱ生成增多、进而导致醛固酮分泌增多，肾小管对钠的重吸收增多。血浆渗透压增高，刺激下丘脑渗透压感受器，使 ADH 的分泌与释放增多。

以上是导致水肿发生的一些基本因素。临床上常见的水肿，大多是上述几种因素共同或相继作用的结果。

（二）水肿的病理变化特点及对机体的影响

1.水肿的病理变化特点　水肿液是来自于血浆的液体成分，可分为渗出液和漏出液两种，临床上习惯把比重低于 1.018 的水肿液称为漏出液，比重高于 1.018 的称渗出液，后者主要为炎性渗出液。水肿后的组织体积增大，重量增加，颜色苍白，弹性降低，切开时可有液体流出。

（1）皮下水肿的皮肤特点　皮下水肿是全身或局部水肿的重要体征。表现有：①皮肤苍白、肿胀、皱纹变浅变平、弹性差，手指按压皮肤可出现凹陷，称凹陷性水肿或显性水肿；②由于组织间隙中胶体网状物的亲水性使增多的水被吸收，因此游离的液体增多不明显，指压无凹陷，称隐性水肿。

（2）全身性水肿的分布特点　不同原因引起的全身性水肿有不同特点，主要与下列因素有关：①重力效应；②皮下组织结构的致密性、皮肤厚度与伸展性；③局部静脉及毛细血管血流动力学的特点。如心性水肿，主要发生机制是毛细血管流体静压升高，受重力效应因素影响，水肿首先出现在身体的下垂部位。在立、坐位时一般以内踝和胫前区较明显。卧床患者以骶部最明显；肾性水肿，主要发生机制是血浆胶体渗透压降低，受组织结构因素影响，水肿首先出现在眼睑或颜面等组织疏松部位；肝性水肿，主要发生机制是门静脉高压，受血流动力学因素影响，主要表现为腹水，水肿液为淡黄色、透明漏出液。

2. 水肿对机体的影响

（1）有利作用　全身性水肿时，组织间液增多有利于避免血容量增加；炎性水肿液有利于稀释毒素，形成的纤维素可限制细菌扩散；还可通过渗出液将抗体或药物运送到炎症局部。

（2）不利作用　主要取决于水肿的部位、程度、发生速度及持续时间。发生在四肢和体表的水肿对生命活动影响不大，可引起局部组织受压和血液循环障碍。发生在重要器官或部位的水肿则可引起严重的后果甚至危及生命。例如，肺水肿可导致急性呼吸功能障碍；喉头水肿可引起气道堵塞甚至窒息；脑水肿可引起颅内压升高，甚至脑疝。

项目二　钾代谢紊乱

钾是体内必需的重要阳离子之一。它具有参与细胞新陈代谢、保持细胞膜静息电位、调节细胞内外渗透压和酸碱平衡等多种生理功能。成人每天由食物摄入钾 50 ~ 120mmol，其中约90%经肾从尿中排出，少量随粪便和汗液排出。临床许多疾病中，多种原因都可以引起钾代谢紊乱。通常以血钾浓度的高低将钾代谢紊乱分为低钾血症和高钾血症两种类型。

一、低钾血症

血清钾浓度低于 3.5mmol/L，称为低钾血症。

（一）原因及发生机制

1. 钾的摄入不足　钾的摄入不足见于胃肠道手术前后禁食或昏迷等长时间不能进食者，会引起钾的摄入减少。

2. 钾丢失过多

（1）经肾丢失过多　①利尿药物：使用利尿药物，引起远曲小管的原尿流速增大或继发性醛固酮分泌增多，促使钾随尿排出增多；②肾小管性酸中毒：引起肾小管上皮细胞泌 H^+ 和重吸收 K^+ 障碍，钾随尿排出增多；③盐皮质激素过多：见于原发和继发性醛固酮增多症，钾随尿排出增多；④低镁血症：引起髓袢升支粗段上皮细胞的 Na^+–K^+–ATP 酶失活，对钾的重吸收障碍，钾随尿排出增多。

（2）经胃肠道失钾　胃肠道大量丢失消化液是临床上常见的缺钾原因，也是小儿失钾最主要的原因，如呕吐、腹泻、肠瘘等，引起含钾消化液的丢失，或继发性醛固酮增多促进肾排钾。

（3）经皮肤失钾　高温下进行剧烈体力活动时，引起过量出汗可丢失较多钾。

3. 细胞外钾向细胞内转移增加

（1）碱中毒　碱中毒时，H^+ 逸出细胞外、K^+ 进入细胞内；同时肾小管上皮细胞分泌 K^+ 增多，使血钾降低。

（2）某些药物　如糖尿病患者过量使用胰岛素，在治疗糖尿病酮症酸中毒时，血清钾随着葡萄糖一起进入细胞合成糖原。

（二）对机体的影响

1. 对心脏的影响　主要表现为心律失常。低血钾影响心肌电生理特征，使心肌兴奋性和自律性增高，传导性降低。心电图检查可见：ST 段下降，T 波低平，U 波增高，Q-T 间期延长。

2. 对神经肌肉的影响　急性低钾血症可以导致神经肌肉的应激性降低。中枢神经应激性降低表现为少言寡语、反应迟钝，严重时神志淡漠甚至昏迷。外周神经应激性降低常表现为膝反射迟钝等。肌肉系统应激性降低表现为肌无力乃至麻痹。当血清钾浓度 < 3mmol/L 时，可出现四肢肌肉无力，以下肢肌肉最为常见；当血清钾浓度 < 2.5mmol/L 时，可出现肌肉软瘫，严重时可出现呼吸肌麻痹；平滑肌无力可致消化系统功能障碍，严重时可出现麻痹性肠梗阻。

3. 对酸碱平衡的影响　低钾血症引起代谢性碱中毒。该机制是：① H^+ 进入细胞增多；②肾小管上皮细胞排氨增多。此时尿液呈酸性，故称反常性酸性尿。

（三）防治的病理生理基础

1. 防治原发病，去除引起低钾血症的原因。

2. 补钾首选口服补钾，情况危急或不能口服补钾者方可静脉补钾，但应注意：①见尿补钾，每天尿量在 500mL 以上才能补钾；②控制用量、浓度和速度；③密切观察心率、心律，定时检测血钾浓度。

3. 纠正水、电解质代谢紊乱。

二、高钾血症

血清钾浓度高于 5.5mmol/L，称为高钾血症。

（一）原因及发生机制

1. 钾摄入过多　如静脉补钾浓度过高、速度过快或对肾功能不全者静脉补钾。

2. 肾排钾减少　肾排钾减少是引起高钾血症的主要原因。

（1）肾小球滤过率显著下降　见于急性肾功能衰竭少尿期或慢性肾功能衰竭末期，钾滤出受阻，使血钾升高。

（2）肾远曲小管和集合管分泌钾减少　主要见于：①醛固酮合成障碍（如先天酶缺乏）；②原发性或继发性醛固酮分泌不足（如间质性肾炎）；③肾小管对醛固酮反应性降低（如肾移植后的早期）；④肾上腺皮质功能不全（如 Addison 病）。

3. 细胞内钾向细胞外转移增加

（1）酸中毒　酸中毒时，H^+ 进入细胞内、K^+ 逸出细胞外，使血钾升高。

（2）缺氧　组织严重缺氧时，细胞内三磷酸腺苷（ATP）生成不足，细胞膜 Na^+-K^+-ATP 酶活性降低，导致细胞内 Na^+ 增多而细胞外 K^+ 增多。

（3）组织严重创伤或溶血　如严重挤压伤、血型不合的输血，使细胞破坏，细胞内钾释放到细胞外。

（4）胰岛素不足　胰岛素不足见于糖尿病患者，胰岛素缺乏则抑制 Na^+-K^+-ATP 酶活性，阻碍 K^+ 进入细胞内。

（5）高钾血症型周期性麻痹症　这是一种少见的家族性常染色体显性遗传病。发作时 K^+ 逸出细胞外，引起高钾血症。

（二）对机体的影响

1. 对心脏的影响　高钾血症对机体最严重的影响是心脏毒性作用。可发生各种心律失常，特别是一些致死性心律失常如心搏骤停。高钾血症时，心肌的传导性、自律性和收缩性均降低。轻度高钾血症可使心肌兴奋性增高，当血钾浓度超过 7mmol/L 时，心肌兴奋性降低。

2. 对神经肌肉的影响　高钾血症时，神经系统可出现兴奋症状，表现为烦躁不安、膝反射亢进等。随着血钾浓度逐步升高，骨骼肌的兴奋性先升高后降低，表现为肢体刺痛、感觉异常、轻度肌肉震颤及肌无力、肌麻痹。

3. 对酸碱平衡的影响　高钾血症可引起代谢性酸中毒。机制是：① H^+ 逸出细胞增多；②肾小管上皮细胞排氨减少。此时尿液呈碱性，故称反常性碱性尿。

（三）防治的病理生理基础

1. 积极治疗原发病，去除引起高钾血症的原因。

2. 降低血钾，减少钾的摄入，禁食含高钾的食物。静脉注射葡萄糖和胰岛素促进钾向细胞内转移。可行腹膜透析或血液透析加速钾的排泄。

3. 使用钙剂和钠盐，拮抗高钾血症对心肌的毒性作用。

4. 纠正水、电解质代谢紊乱。

复习思考

简答题

1. 简述脱水的类型及各种类型脱水的临床表现。

2. 简述水肿的发生机制。

3. 简述钾代谢紊乱对机体的影响。

扫一扫，知答案

扫一扫，看课件

模块八

发 热

【学习目标】

1. 掌握发热、发热激活物、内生致热原的概念；发热分期及各期特点。

2. 熟悉发热原因及发生机制，发热对机体的影响。

3. 了解发热的防护原则。

案例导入

女性患者，17岁，自感头痛，伴全身肌肉酸痛，食欲减退一天。今日出现畏寒、浑身发抖，体温40.2℃，心率120次/分，呼吸浅促。急诊给予补液及抗生素治疗，同时给予患者温水擦浴，头部置冰袋后，病人体温逐渐下降，症状缓解。继续补液及抗生素治疗，3天后体温退至37℃，除乏力外无明显自觉不适。

问题：

1. 头痛、全身肌肉酸痛、畏寒等症状与体温升高有关系吗？

2. 为什么对病人采用温水擦浴、头部置冰袋？

项目一　概　述

人类为适应生命活动的需要，体温需在体温调节中枢的调控下维持在相对稳定范围。人类体温调节中枢以"调定点"为标准，维持机体产热和散热平衡。生理状况下人体体温在37℃左右，一昼夜上下波动不超过1℃。正常成人平均体温因测量部位不同，可略有差异，一般来说，腋窝温度为36～37.2℃，舌下温度为36.2～37.3℃，直肠温度为36.5～37.7℃。

发热（fever）是指机体在发热激活物的作用下，体温调节中枢调定点上移而引起的调节性、主动性体温升高。在某些病理情况下，体温调节中枢无法将体温控制在调定点水平而引起的被动性体温升高，称之为过热。如体温调节中枢损伤、皮肤鱼鳞病、甲状腺功能亢进等。剧烈运动、女性月经前期、心理性应激等出现的生理性体温升高也不属于发热。

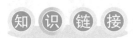

发热的分度

以临床上经常测量的腋下温度为例，发热可分为低热、中等热、高热和超高热。其中，低热：37.3～38℃；中等热：38.1～39℃；高热：39.1～41℃；超高热：体温超过41℃。超高热在很短时间内即会导致患者脑部及重要脏器损伤。

体温升高的分类如下（图8-1）。

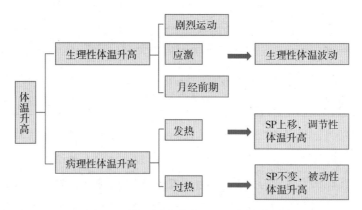

图8-1 体温升高分类（SP：调定点）

发热不是一个独立的疾病，它是许多疾病的重要病理过程和突出的临床症状，也是疾病发生、发展的重要信号。

项目二　原因及发生机制

一、发热激活物

激活产内生致热原（endogenous pyrogen，EP）细胞，使之产生和释放内生致热原（EP）的一类物质称为发热激活物。它包括外致热原（exogenous pyrogen）和某些体内产物。

（一）外致热原

1.细菌

（1）革兰氏阳性菌 如葡萄球菌、链球菌、肺炎球菌等。其菌体和代谢产物是重要的致热物质，如葡萄球菌释放的可溶性外毒素。

（2）革兰氏阴性菌 如大肠杆菌、伤寒杆菌、脑膜炎球菌等。革兰氏阴性菌裂解死亡后产生的内毒素是最常见的外致热原，也是血液制品和输液过程中引起输血和输液反应的主要污染物。

（3）分枝杆菌 如结核杆菌，其菌体及其胞壁中含有的蛋白质、多糖有致热作用。

2.病毒 流感病毒、柯萨奇病毒和麻疹病毒等。全病毒体及所含的血细胞凝集素均是致热物质。

3.真菌 许多真菌感染性疾病伴有发热，如白色念珠菌感染所致的鹅口疮、肺炎。

4.其他 螺旋体、立克次体、支原体及寄生虫，均可作为发热激活物引起机体发热。

（二）某些体内产物

1.抗原抗体复合物 可激活产 EP 细胞。如自身免疫性疾病患者常出现发热。

2.类固醇 体内某些类固醇的产物有明显致热作用。如人体肌肉注射本胆烷醇酮（睾丸酮的中间代谢产物）可明显引起发热。

3.其他 尿酸盐结晶、硅酸盐结晶对产 EP 细胞也有激活作用。

二、内生致热原

机体在发热激活物的作用下，产 EP 细胞产生和释放的能引起体温升高的一类小分子物质称为内生致热原（EP）。EP 的产生和释放是一个逐级反应的复杂的细胞信息传递过程，包括发热激活物激活产 EP 细胞、EP 的合成和释放两个阶段。产生和释放 EP 的细胞称为产 EP 细胞。包括单核细胞、巨噬细胞、淋巴细胞、内皮细胞、星状细胞及部分肿瘤细胞等。已明确的 EP 有白细胞介素 –1、肿瘤坏死因子、干扰素、IL-2、IL-8、巨噬细胞炎症蛋白 –1 和内皮素等。

三、发热机制

目前认为，产 EP 细胞产生和释放的 EP，可通过不同途径进入脑组织，作用于体温调节中枢，引起发热中枢介质的释放，使体温调节中枢调定点上移。一方面骨骼肌紧张度增强，产热增加；另一方面皮肤血管收缩，散热减少。产热多于散热，体温上升，直至升高到新的调定点水平（图 8-2）。

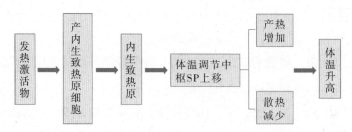

图 8-2 发热时体温升高的发生机制（SP：调定点）

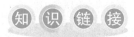

发热中枢介质

发热中枢介质分为正调节介质和负调节介质两大类。正调节介质促使体温升高，负调节介质对抗体温升高，二者综合作用来决定体温调节中枢调定点是否上移及上移水平。临床研究表明，发热时的体温升高很少超过41℃。在体内，正调节介质包括前列腺素 E（PGE）、环磷酸腺苷（cAMP）、促肾上腺皮质激素释放素（CRH）、一氧化氮（NO）和 Na^+/Ca^{2+} 比值；负调节介质有精氨酸加压素（AVP）、促黑素细胞刺激素（MSH）和脂皮质蛋白 –1。

项目三 发热分期及特点

发热可分为体温上升期、高热持续期和体温下降期（表 8-1）。

一、体温上升期

此期产热增加，散热减少，体温逐渐上升。临床表现为寒战（全身骨骼肌不随意周期性收缩）、畏寒（皮肤冷感受器兴奋）、皮肤苍白（皮肤血管收缩）及竖毛肌收缩（"鸡皮疙瘩"现象）。此期快者持续数分钟，慢者可持续几天。

二、高热持续期

此期产热、散热均增加，二者在新的调定点水平保持相对平衡。病人皮肤发红（皮肤血管扩张）、自觉酷热（皮肤温度升高刺激热感受器），皮肤和口唇干燥（皮肤、黏膜水分蒸发较多）。此期持续时间因病而异，可持续几小时、几天或几周以上。

三、体温下降期

此期散热增加、产热减少，体温逐渐下降到正常调定点水平。病人表现为大量出汗（皮肤血管扩张、汗腺分泌增加），尿量（肾血管扩张）增加。此期可持续几小时、一昼夜（骤退）到几天（渐退）。

表8-1　发热分期及各期特点

发热分期	特点	临床表现
体温上升期	调定点上移，产热＞散热	全身寒战、皮肤苍白、畏寒
高热持续期	体温＝调定点，产热＝散热	皮肤干燥、发红、自觉酷热
体温下降期	调定点下降，产热＜散热	大汗、皮肤潮湿、尿量增加

项目四　发热时机体代谢和功能变化

一、代谢变化

体温升高时物质代谢加强。一般认为体温每升高1℃，基础代谢率可升高13%。如果长时间发热而营养物质又摄入不足，可引起消瘦和体重下降。

1.蛋白质代谢　高热病人蛋白质分解加强，尿素氮比正常人增加2～3倍。若未及时补充蛋白质，病人可出现负氮平衡，导致机体抵抗力下降。

2.糖代谢　发热时由于氧供应相对不足，无氧糖酵解增强，乳酸产生增多，一旦超出机体清除能力，会导致乳酸堆积，甚至发生代谢性酸中毒。

3.脂肪代谢　发热时脂肪分解也明显加强。发热病人食欲降低，营养摄入不足，机体动用储备脂肪来补充能量。

4.水、电解质、维生素代谢　体温上升期及高热持续期，尿量常明显减少，引起水、钠潴留。体温下降期，大量出汗和尿量增加会导致水分丢失。若不及时补水，严重者可引起脱水。此外，长期发热病人，除了糖、蛋白质和脂肪分解代谢加强外，各种维生素也会消耗增加，应注意及时补充。

二、功能变化

1.中枢神经系统　发热时中枢神经系统兴奋性增高，尤其是高热（39.1～41℃）病人，可出现头痛、头晕、失眠、烦躁、谵妄、幻觉等症状。小儿因中枢神经系统发育尚未成熟，高热容易出现全身肌肉抽搐，发生热惊厥。

2. 循环系统　发热时交感 – 肾上腺髓质系统兴奋，患者心率加快，心输出量增加。体温每升高 1℃，心率增加约 18 次 / 分。一定范围内心率加快可增加心输出量，但心率过快（＞ 150/ 分），心输出量反而下降。原有心肌劳损或心脏有潜在病灶的患者会诱发心力衰竭。

3. 呼吸系统　发热时血液温度升高和酸性代谢产物可刺激呼吸中枢，使呼吸加深加快，有助于散热。但持续高温可抑制呼吸中枢兴奋性，呼吸变浅变慢甚至不规则。

4. 消化系统　发热时交感神经系统兴奋，使消化液分泌减少，消化酶活性下降，导致胃肠蠕动减弱。患者常有食欲减退、恶心、呕吐、口干舌燥、便秘、腹胀等症状。

5. 泌尿系统　体温上升期和高温持续期，病人可出现尿量减少和尿比重增高。体温下降期，尿量增多，尿比重回降。

项目五　发热的防护原则

一、去除病因，治疗原发病

医护人员应查清患者发热原因，治疗致热的原发病，去除病因。

二、解热条件

1. 急需立即解热

（1）高热患者　持续高热（体温＞ 39.1℃）易造成中枢神经细胞和心肌细胞损伤。

（2）婴幼儿　高热易诱发惊厥。

（3）恶性肿瘤患者　高热可加重机体消耗。

（4）心脏病患者　高热可加重心脏负荷，诱发心衰。

（5）妊娠期妇女　高热有致畸危险并可诱发心衰。

2. 暂缓解热　对原因不明又无严重疾病的一般发热，可不急于解热，以免延误原发病的诊断和治疗。此时只需针对发热时物质代谢增强和大汗、脱水等情况，补充足够营养物质、水及维生素。

三、解热措施

1. 药物解热　水杨酸盐类解热药、类固醇类解热药、清热解毒中草药等。

2. 物理降温　冰帽或冰袋冷敷头部，温水擦浴体表四肢大血管处促进散热。另外，也可将高热病人置于通气较好的环境中，以加强空气对流，增加散热。

复习思考

简答题

1. 什么是发热？体温升高是否就是发热？

2. 发热激活物和内生致热源的概念是什么？

3. 发热分期及各期的特点是什么？

扫一扫，知答案

扫一扫，看课件

模 块 九

缺 氧

【学习目标】

1. 掌握缺氧的概念；缺氧的类型。

2. 熟悉常用的血氧指标及四种类型缺氧时血氧指标的变化。

3. 了解缺氧时机体功能、代谢变化的特点。

案例导入

女性患者，45 岁，菜农。当日清晨 4 时在蔬菜温室为火炉添煤时，昏倒在温室里，2 小时后被丈夫发现，急诊入院。患者以往身体健康。查体：体温 37.5℃，呼吸 20 次 / 分，脉搏 110 次 / 分，血压 100/70mmHg。神志不清，口唇呈樱桃红色。

问题：

1. 该患者为什么会昏倒？

2. 为什么患者口唇呈樱桃红色？

氧是维持生命活动所必需的物质。氧的获取和利用包括外呼吸、氧的运输和内呼吸三个环节。正常成人静息状态下，每分钟耗氧量约为 250mL，而体内贮存的氧量大约为 1500mL，一旦呼吸、心跳停止，数分钟内即可因缺氧而危及生命。因此必须依赖呼吸、血液循环等功能的协调，完成氧的交换和运输，以保证组织氧的供应，其中任何环节发生障碍均可导致缺氧。缺氧是指供应组织的氧不足或组织利用氧障碍，从而引起其功能、代谢障碍以致形态结构发生异常变化的病理过程。

项目一　常用血氧指标

临床上常通过测定血液中的氧参数来了解组织的供氧和用氧情况。常用的血氧指标包括以下几种：

一、血氧分压

血氧分压（PO_2）是指以物理状态溶解于血液中的氧所产生的张力。正常动脉血氧分压（PaO_2）约为 100mmHg，主要取决于吸入气体的氧分压和外呼吸功能状态；静脉血氧分压（PvO_2）约为 40mmHg，它可反映组织细胞对氧的摄取和利用状态。

二、血氧容量

血氧容量（CO_2max）是指 100mL 血液中的血红蛋白被氧充分饱和时所能携带的最大氧量，取决于血液中血红蛋白的质和量及与氧结合的能力。

三、血氧含量

血氧含量（CO_2）是指 100mL 血液中实际的含氧量，包括血红蛋白实际结合的氧和血浆中物理溶解的氧。正常动脉血氧含量（CaO_2）约为 190mL/L，静脉血氧含量（CvO_2）约为 140mL/L。血氧含量取决于血氧分压和血氧容量。

四、血氧饱和度

血氧饱和度（SO_2）是指血液中氧合血红蛋白占总血红蛋白的百分数，约等于血氧含量与血氧容量的比值。血氧饱和度主要取决于血氧分压。正常动脉血氧饱和度（SaO_2）为 95%～98%，静脉血氧饱和度（SvO_2）为 70%～75%。

五、动－静脉血氧含量差

动－静脉血氧含量差是指动脉血氧含量与静脉血氧含量的差值。正常动－静脉血氧含量差约为 50mL/L，即 1000mL 血液流经组织时有 50mL 氧被利用。它反映动脉血氧含量和组织从单位容积血液中摄取的氧量。

项目二　缺氧类型

根据缺氧的原因和血氧变化特点，缺氧一般可分为四种类型。

一、低张性缺氧

低张性缺氧是由于动脉血氧分压降低，使动脉血氧含量减少，引起的组织供氧不足，又称乏氧性缺氧。

（一）原因

1. 外呼吸功能障碍　由肺通气或换气功能障碍所致。肺通气障碍可引起肺泡气氧分压降低；肺换气障碍时经肺泡弥散到血液中的氧减少。常见于各种呼吸系统疾病、呼吸中枢抑制或呼吸肌麻痹等。

2. 吸入气体氧分压过低　由于外界吸入气氧分压过低而引起的缺氧，又称大气性缺氧。多发生于高原、高空或通气不良的矿井、坑道等。

3. 静脉血分流入动脉　多见于先天性心脏病患者，如室（房）间隔缺损时，未经氧合的静脉血掺入左心的动脉血中，导致 PaO_2 和血氧含量降低。

（二）血氧指标的变化

此型缺氧，由于弥散入动脉血中的氧分压过低使动脉血氧分压降低，直接导致血氧含量、血氧饱和度均降低，动－静脉氧含量差缩小或接近正常，血氧容量正常或增高。低张性缺氧时，动、静脉血中的脱氧血红蛋白浓度增高，当超过 50g/L 时，皮肤、黏膜呈青紫色，称为发绀。

二、血液性缺氧

血液性缺氧是指由于血红蛋白数量减少或性质改变，使血液携氧能力降低或与血红蛋白结合的氧不易释出引起的缺氧，又称等张性缺氧。

（一）原因

1. 贫血　各种原因引起的严重贫血，使血红蛋白含量减少，因而携带氧量减少导致缺氧。此类缺氧不出现发绀，重度贫血者面色呈苍白色。

2. 一氧化碳中毒　一氧化碳与血红蛋白结合形成碳氧血红蛋白而失去了携氧能力。一氧化碳与血红蛋白的亲和力是氧的 210 倍，故吸入气中只要含有 0.1% 的 CO 时，约有 50% 的 Hb 就与之结合形成 HbCO。由于血中碳氧血红蛋白增多，故患者皮肤、黏膜呈樱桃红色。

3. 高铁血红蛋白形成　血液中大量血红蛋白转化为高铁血红蛋白，由于其分子结构中的 Fe^{3+} 与羟基牢固结合而丧失携带氧的能力。如食用大量含硝酸盐的腌菜后，肠道细菌可将其中的硝酸盐还原为亚硝酸盐，经肠道黏膜吸收后，可引起高铁血红蛋白血症。此时患者皮肤、黏膜呈咖啡色或青石板色，又称为"肠源性发绀"。

4. 血红蛋白与氧的亲和力异常增强　常见于输入大量库存血或碱性液体。因库存血中的红细胞 2,3-DPG 含量低，碱性溶液使血液 pH 升高，均使氧离曲线左移，血红蛋白结合的氧不易释放，引起组织缺氧。此时患者皮肤、黏膜呈鲜红色。

（二）血氧指标的变化

因吸入气中氧分压及外呼吸功能正常，故动脉血氧分压及血氧饱和度正常，但因 Hb 数量减少或性质改变，使血氧容量及血氧含量降低。由于动脉血氧含量降低，血液流经毛细血管时较快，氧向组织弥散速度减慢，导致组织缺氧和动 – 静脉血氧含量差低于正常。

三、循环性缺氧

循环性缺氧是由于组织器官动脉血灌流不足（又称缺血性缺氧）或静脉血回流障碍所致的缺氧（又称淤血性缺氧）。

（一）原因

循环性缺氧的原因可分为全身性和局部性因素。全身性因素多见于心力衰竭和休克患者，因心输出量减少造成全身组织供氧不足；局部性因素可见于动脉硬化、血栓形成、栓塞、血管痉挛或受压等，引起局部组织缺血性或淤血性缺氧。

（二）血氧指标的变化

此型缺氧，动脉血氧分压、动脉血氧饱和度、动脉血氧含量和血氧容量均正常。因缺血或淤血，血液流经组织毛细血管速度缓慢，从单位容量血液弥散到组织的氧量增多，使静脉血氧含量降低，故动 – 静脉血氧含量差大于正常。缺血性缺氧时，组织器官苍白。淤血性缺氧时，组织器官呈暗红色，这是由于细胞从血液中摄取的氧量较多，毛细血管中脱氧血红蛋白含量增加，易出现发绀。

四、组织性缺氧

组织性缺氧是指组织、细胞利用氧的能力障碍导致的缺氧，又称氧利用障碍性缺氧。

（一）原因

1. 细胞中毒　各种原因引起细胞氧化磷酸化障碍都会导致组织细胞利用氧能力降低。如氰化物、硫化物、砷化物中毒等，其中以氰化物中毒造成的组织性缺氧最为典型。

2. 线粒体损伤　大量放射线照射、细菌毒素等均可从不同环节损害线粒体的呼吸功能或线粒体结构，使细胞生物氧化障碍而缺氧。

3. 呼吸酶合成减少　许多维生素均是呼吸链中脱氢酶的辅酶成分，当这些维生素严重缺乏时，可明显妨碍呼吸酶的生成，抑制呼吸链，致使组织用氧障碍。

（二）血氧指标的变化

本型缺氧动脉血氧分压、血氧含量、血氧容量和血氧饱和度均正常，因组织利用氧障碍，静脉血氧分压、血氧含量和氧饱和度都高于正常，动 – 静脉血氧含量差减小。由于毛细血管中氧合血红蛋白较正常时多，故患者皮肤呈鲜红或玫瑰红色。

在临床上所见到的缺氧往往不是单纯的一种类型，而是上述四种缺氧类型的不同组合。例如，失血性休克病人主要表现为循环性缺氧，又可因大量失血加上复苏过程中大量输液使血液过度稀释，可引起血液性缺氧，若并发休克肺时又可出现低张性缺氧。各型缺氧的血氧变化特点见（表9-1）。

表9-1 各种缺氧的血氧指标变化特点

缺氧类型	动脉血氧分压	动脉血氧容量	动脉血氧含量	血氧饱和度	动-静脉氧差
低张性缺氧	↓	N或↑	↓	↓	N或↓
血液性缺氧	N	N或↓	↓	N	↓
循环性缺氧	N	N	N	N	↑
组织性缺氧	N	N	N	N	↓

注：N：正常；↓：降低；↑：升高。

项目三 机体功能、代谢变化

缺氧早期和慢性缺氧时，机体可通过改变细胞的代谢和功能来代偿和适应，但当严重缺氧超过了机体的代偿能力，急性缺氧来不及代偿时，则会出现机体的损伤，甚至引起呼吸系统、循环系统、血液系统及中枢神经系统的功能障碍。

一、组织细胞的变化

（一）代偿性变化

缺氧时组织细胞可增强利用氧的能力和增强无氧酵解过程来代偿。例如，慢性缺氧时细胞内线粒体数量增多，呼吸链中的琥珀酸脱氢酶、细胞色素氧化酶等增加，使细胞内呼吸功能增强，组织细胞利用氧的能力增强；慢性缺氧时肌肉中肌红蛋白明显增多，因其与氧的亲和力较大，可增大肌肉储备氧量并提高氧的弥散速度，从而改善组织细胞的缺氧；缺氧还可抑制细胞的各种合成代谢和离子泵功能来降低耗氧量，呈低代谢状态来适应机体的缺氧环境。

（二）细胞损伤

缺氧对组织细胞的损伤主要是细胞膜、线粒体及溶酶体的改变。细胞膜对离子的通透性增高，Na^+、Ca^{2+}内流和K^+外流，细胞膜电位下降，细胞水肿；线粒体肿胀、破裂，细胞能量代谢障碍；氧供应不足和氧化还原酶系统活性降低使氧化过程受抑制，糖无氧酵解增强，导致代谢性酸中毒，细胞内Ca^{2+}增多，磷脂酶活性增高并分解溶酶体膜磷脂，使溶酶体膜破裂后释放出多种水解酶，引起细胞自溶。

二、呼吸系统的变化

（一）代偿性变化

低张性缺氧时，机体可通过呼吸系统的活动增强，使肺通气量增加进行代偿。当动脉血氧分压降低至 60mmHg 以下时，可直接刺激颈动脉体和主动脉体化学感受器，反射性地兴奋呼吸中枢，使呼吸加深加快，肺泡通气量增多，肺泡气氧分压升高，动脉血氧分压也随之升高。同时，胸廓运动增强，胸内负压加大，使静脉回流增快，心排出量增多，促进氧的摄取和运输，这样缓解了缺氧对机体的损害。单纯血液性缺氧和组织性缺氧因动脉血氧分压基本正常，呼吸系统的代偿反应不明显。

（二）呼吸功能障碍

急性低张性缺氧时若机体来不及代偿，则可引起组织器官损害。如快速登上 4000 米以上的高原，少数患者可在 48～72 小时内发生急性肺水肿，甚至合并急性右心衰而危及生命。重度缺氧，当氧分压低于 30mmHg 以下时，可直接抑制呼吸中枢，从而使呼吸变浅变慢，肺泡通气量减少，引起中枢性呼吸衰竭。

三、循环系统的变化

（一）代偿性变化

1. 心输出量增加　是轻、中度低张性缺氧的主要代偿反应，可提高全身组织的供氧量。其机制为：①心率增快：中枢神经系统兴奋及动脉血氧分压降低可使交感 – 肾上腺髓质系统兴奋，引起心率加快，心排出量增加；②心肌收缩性增强：由于交感神经兴奋，释放大量肾上腺素和去甲肾上腺素，作用于心肌 β – 肾上腺素能受体，增强心肌的收缩性；③回心血量增加：由于缺氧使呼吸加深、胸腔负压增大、心脏运动增强所致。

2. 血液重新分布　急性缺氧时，皮肤、腹腔脏器因交感神经兴奋，释放出大量儿茶酚胺等缩血管物质，使血管收缩；心、脑血管因受局部代谢产物如乳酸、腺苷等扩血管物质作用使血管扩张、血流增加，这种血流的重新分布，确保了心、脑等生命重要器官的血液供应。

3. 毛细血管增生　慢性缺氧时，脑、心和骨骼肌内的毛细血管常显著增生，密度增加，有利于增加氧的弥散，改善组织细胞供氧。

（二）循环功能障碍

严重缺氧使心肌细胞变性、坏死，心肌舒缩功能障碍；心肌兴奋性、自律性、传导性改变易发生心律失常；大量酸性代谢产物蓄积，外周血管床扩张，使回心血量减少，心输出量减少；肺动脉收缩使心脏后负荷过重；这些因素最终可导致心力衰竭。

四、血液系统的变化

（一）代偿性变化

急性缺氧时，由于交感神经兴奋，脾、肝等储血器官收缩，储存的血液进入体循环，使血液中红细胞迅速增多。慢性缺氧时低氧血症刺激肾产生的促红细胞生成素增加，促进骨髓内红细胞增殖和成熟，使血液内红细胞增多，携氧能力增强。

（二）损伤性变化

红细胞过多，使血液黏稠度增加，血流阻力加大，血流速度减慢，反而使缺氧加重。此外，当 PaO_2 低于 60mmHg 时，氧离曲线过度右移，可导致动脉血氧饱和度明显下降，使血液通过肺泡时结合的氧量过少，而失去代偿意义。

五、中枢神经系统的变化

脑组织对缺氧极为敏感，其中大脑皮层和小脑灰质耗氧最多，对缺氧也最敏感。缺氧所引起的中枢神经系统功能障碍，可随着脑动脉血氧分压下降而进行性加重。急性缺氧可引起头痛、思维能力降低、情绪激动及动作不协调等。慢性缺氧时神经精神症状较轻，表现为注意力不集中，记忆力减退，易疲劳，抑郁等。缺氧损害中枢神经系统的发生机制较为复杂，与缺氧时能量生成减少、神经细胞变性坏死和脑水肿等因素有关。

项目四　缺氧防治的病理生理基础

去除缺氧病因，同时进行合理的氧疗并处理缺氧的并发症，降温、镇静、安眠等可降低机体的耗氧量，提高机体对缺氧的耐受力，有利于减轻缺氧对机体的损伤。

一、去除病因

对于低张性缺氧的患者如慢性阻塞性肺病、支气管哮喘等患者应积极治疗原发病，改善肺的通气和换气功能；对于高原性缺氧者需将患者转移到海拔低的地区；对于高铁血红蛋白血症患者应用还原剂，促使高铁血红蛋白还原；对于循环性缺氧应首先改善血液循环；对于组织性缺氧患者应及时解毒等。

二、氧疗

低张性缺氧患者氧疗效果最好，吸氧可提高肺泡气体的氧分压；高原性肺水肿患者应吸入纯氧；一氧化碳中毒的患者如有条件可用高压氧治疗；对于贫血、静脉血流入动脉、血液循环障碍的患者氧疗效果较差。组织性缺氧的治疗关键是解除呼吸链酶的抑制。

三、健康教育

指导患者适当地进行体育锻炼，以增强机体对氧的耐受力。体育锻炼可使心、肺功能增强，血液运氧能力提高，从而增强机体对缺氧的耐受性。某些心肺疾病也能通过适当的体育运动提高对缺氧的耐受性，使病情得到适当改善。比如进入高原的人，通过在一定程度的缺氧环境中进行体育锻炼，如阶梯式适应运动，能使机体获得较好的适应，提高对缺氧的耐受性。

复习思考

简答题

1. 缺氧可分为几种类型？各型缺氧的常见原因及血氧变化特点是什么？

2. 以低张性缺氧为例，说明急性缺氧时机体的主要代偿方式。

3. 肠源性发绀和氰化物中毒引起的缺氧有什么不同？

扫一扫，知答案

模块十

休 克

扫一扫，看课件

【学习目标】

1. 掌握休克的概念；引起休克的原因、休克的分期、各期发生机制及临床特点。

2. 熟悉休克的分类、各类型特点及休克时细胞代谢改变和器官功能改变。

3. 了解休克的防治原则。

案例导入

男性患者，36岁，建筑工人，在施工过程中不慎砸伤右下肢2小时急诊入院。患者呈急性痛苦病容，面色苍白，四肢皮肤湿冷，血压92/70mmHg，脉搏细速，97次/分，呼吸28次/分，呼吸急促。神志清楚、语言流利、应答准确、烦躁不安、呻吟。尿少、尿中有红细胞。触诊右下肢小腿部肿胀，有骨折体征。

问题：

1. 请问该患者除了怀疑有外伤骨折之外，是否存在休克情况？有哪些临床表现可以作为证据？

2. 如果该患者存在休克，根据你掌握的相关知识，请问该患处于休克的哪一期？诊断依据是什么？

休克（shock）是指机体在受到强烈有害因子的刺激下，有效循环血量急剧减少，组织微循环血液灌流量严重不足，引起组织细胞缺血、缺氧，重要器官发生功能、代谢障碍及结构损伤的病理过程。休克时的典型临床表现为面色苍白、皮肤湿冷、尿量减少、脉搏细速、血压下降、烦躁不安或表情淡漠，甚至昏迷等。

休克在许多内科、外科、妇产科疾病中常合并发生，是严重威胁病人生命的危重病症。对休克的认识经历了较为漫长的过程，期间经历了四个主要发展阶段，即症状描述阶段、急性循环衰竭阶段、微循环学说创立阶段和当前的细胞分子水平的研究阶段。

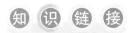

休克与晕厥

　　休克不同于晕厥。晕厥的主要临床表现为面色苍白、心率减慢、血压下降和意识障碍，是一种短暂的心血管系统反射性调节障碍。主要是由于血压突然降低、脑部缺血而引起的暂时性意识丧失。一般采取平卧休息或采取头低位后即可恢复正常。

项目一　原因与分类

一、休克的原因

引起休克的原因很多，常见的病因有：

1. 失血与失液　大量失血可引起失血性休克，常见于外伤出血、上消化道出血、宫外孕破裂、产后大出血等急性大出血。休克的发生取决于血液的丢失速度和丢失量，若失血量超过全血量的20%左右，即可引起休克；一旦超过总血量的50%，则可迅速导致机体死亡。腹泻、剧烈呕吐、大汗淋漓等导致大量体液丢失，又未能及时补充，可引起有效循环血量的锐减而引起失液性休克。

2. 烧伤　大面积烧伤可引起烧伤性休克，其发生与疼痛和低血容量有关；晚期可因继发感染而发展为感染性休克。

3. 创伤　各种严重的创伤可导致创伤性休克，如骨折、挤压伤、大手术等，尤其是在战争时期多见。休克的发生与疼痛和失血有关。

4. 感染　细菌、病毒、立克次体等引起的严重感染，特别是革兰阴性细菌感染常可引起感染性休克。其中细菌内毒素起着重要作用。细菌性痢疾、流脑等发生的感染性休克常伴有败血症，故又称败血症休克。

5. 过敏　注射某些药物（如青霉素）、血清制剂或疫苗时可致过敏体质的人发生过敏性休克，属Ⅰ型超敏反应。其发生与组胺、缓激肽等舒血管物质大量释放入血，外周血管床容积扩大，毛细血管通透性增加有关。

6. 急性心功能障碍　大面积心肌梗死、心包填塞、急性心肌炎及严重的心律失常等，导致心输出量显著减少，有效循环血量和微循环灌流不足，引发心源性休克。

7. **强烈的神经刺激** 剧烈疼痛、高位脊髓麻醉或损伤、脑干损伤等，可引起神经源性休克。其发生与血管运动中枢抑制，阻力血管扩张，有效循环血量相对不足有关。

二、休克的分类

休克有多种分类方法，常见的是按病因和发生起始环节进行分类。

1. **按原因分类** 是最常用的分类方法，可分为失血失液性休克、烧伤性休克、创伤性休克、感染性休克、过敏性休克、心源性休克和神经源性休克等，有利于针对病因进行抢救治疗。

2. **按休克发生的始动环节分类** 虽然引起休克的原因不同，但休克发生的起始环节主要是血容量减少、心输出量急剧减少和外周血管容量的扩大。其中任何一个环节发生改变均可使有效循环血量减少，引起微循环血液灌流量不足而导致休克。据此可将休克分为三类。

（1）**低血容量性休克** 低血容量性休克是失血失液因素所致休克的起始环节。大量血液、组织液的迅速减少，血容量急剧减少，使有效循环血量、回心血量和心输出量减少，血压下降，组织有效灌流量急剧降低引发休克。

（2）**心源性休克** 心源性休克是各种心脏疾患引起急性心泵功能衰竭或严重的心律失常而导致的休克，心输出量急剧减少是其起始环节。由于心输出量急剧减少，有效循环血量严重不足，组织有效灌流量显著减少，导致休克发生。心源性休克起病急，机体缺乏有效的代偿，预后差，死亡率高。

（3）**血管源性休克** 血管源性休克是过敏性、神经源性及部分感染性休克的起始环节。上述病因通过释放舒血管物质或者抑制交感缩血管功能，导致外周血管床容积明显增大，血液淤滞在微循环和扩张的小血管内，引起有效循环血量急剧减少而发生休克。

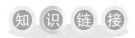

血管床容量

目前血管床尚无明确概念。一般认为由微动脉、微静脉、毛细血管等结构组成，担负着血液与组织进行物质交换、调节血容量、维持血压稳定等功能。血管床分布密集，如果全部开放，其容纳的血量远超过机体血液总量。因此，通过神经、体液的调节，正常机体仅有20%毛细血管交替开放。

3. **按休克时血流动力学变化的特点分类**

（1）**低排高阻型休克（低动力型休克）** 低排高阻型休克是临床最常见的类型，其特点是心输出量降低而外周血管阻力高。由于皮肤血管收缩，皮肤温度降低，故又称"冷休克"。失血失液性、心源性、创伤性和大多数感染性休克属于此类型。

（2）高排低阻型休克（高动力型休克） 高排低阻型休克较为少见。其特征是外周血管阻力低，心输出量高。由于皮肤血管扩张，血流量增多，皮肤温度可增高，故亦称"暖休克"。部分感染性休克属于此型。

（3）低排低阻型休克 低排低阻型休克常见于休克晚期，为休克失代偿的表现。血流动力学特点是心输出量、外周阻力及血压都降低。

项目二　分期与发生机制

各类休克的病因不同，始动环节也不一致，但有效循环血量减少所致的微循环障碍是多数休克的共同发病基础。微循环的功能调节主要依赖于神经－体液的作用。当交感神经兴奋时，微动脉、后微动脉收缩，毛细血管前阻力增加，微循环血液灌流量减少；微静脉、后微静脉收缩，毛细血管后阻力增加，微循环血液流出量减少。局部缺氧的代谢产物，引起毛细血管前括约肌舒张，毛细血管前阻力减小，微循环血液灌流量增多；但微静脉与后微静脉对缺氧的耐受性较高。外周动脉血压的高低，主要取决于血容量、心排出量和血管容量（图 10-1）。以下根据典型的失血性休克为例，按照微循环变化和血流动力学的规律，将休克的过程分为三个时期。

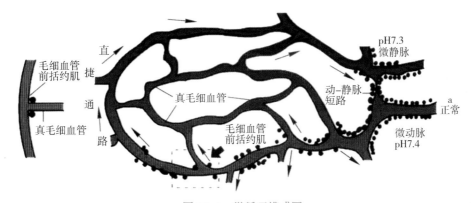

图 10-1　微循环模式图

一、微循环缺血性缺氧期

微循环缺血性缺氧期又称为休克早期、休克代偿期。此期机体处于应激反应早期阶段，动员多种代偿机制维持血压和重要器官的血液灌流。

（一）微循环变化的特点

休克早期皮肤与内脏除外心脑外的微动脉、后微动脉、毛细血管前括约肌和微静脉、小静脉发生持续性痉挛，其中微动脉、后微动脉和毛细血管前括约肌收缩更显著，致使毛细血管前阻力明显增加，大量真毛细血管网关闭，营养通路的血流量减少，主要经直捷通路回流。此外，动静脉吻合支开放，部分血液绕过毛细血管，经动静脉短路直接回流到小静脉，使微循环灌流量急剧减少。此期微循环的灌流特点为：少灌少流、灌少于流甚至无灌流，致使组织微循环处于缺血性缺氧状态（图 10-2）。

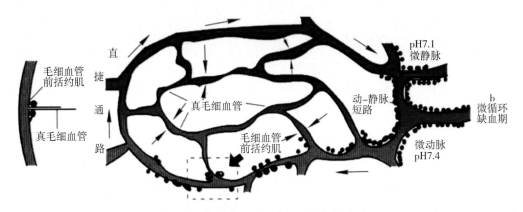

图 10-2　休克微循环缺血性缺氧期模式图

（二）微循环缺血的机制

1. 交感 – 肾上腺髓质系统兴奋　是引起微循环血管持续痉挛的始动因素。不同类型休克可通过不同机制引起交感 – 肾上腺髓质系统的兴奋，使儿茶酚胺大量释放，既刺激 α 受体造成皮肤、内脏血管持续痉挛收缩，又刺激 β 受体引起大量动、静脉短路开放，造成微循环非营养性血流增多，而器官微循环血液灌流锐减。

2. 其他体液因子的释放　低血容量、交感神经兴奋及儿茶酚胺大量释放，刺激机体产生大量体液因子，如血栓素 A_2（TXA_2）、血管紧张素 II、加压素、内皮素、白细胞三烯、抗利尿激素等，这些成分都有缩血管作用，致使组织器官微循环灌流减少。

（三）微循环变化的代偿意义

休克早期微循环变化对维持动脉血压和保证重要脏器的血供有一定的代偿意义。

1. 维持动脉血压　此时患者动脉血压不降低或略有下降。动脉血压的维持依赖充足的回心血量、良好的心脏泵功能和适当的外周阻力三个基本因素。休克早期，机体通过调节上述因素以维持动脉血压，其机制是：①回心血流量增加：当儿茶酚胺等缩血管物质使毛细血管后微静脉、小静脉及肝脾储血库收缩时，回心血量快速而短暂增加，此即所谓"自身输血"；同时，休克早期微循环毛细血管前阻力大于后阻力，毛细血管的流体静压下降，使组织液回流增多，起到"自身输液"作用；此外，肾素 – 血管紧张素 – 醛固酮系统

（RAAS）激活，肾小管对水、钠重吸收增加，也有助于血容量的恢复；②心肌收缩力增强，心输出量增加：由于交感神经兴奋、儿茶酚胺释放增多及静脉回流量增加，使心肌收缩力增强，心输出量增加；③外周阻力增高：交感神经兴奋和儿茶酚胺释放增多使动脉平滑肌收缩，特别是细小动脉收缩，导致外周阻力增加。

2.血液重新分布，保证心、脑等重要器官的血液供应　交感神经末梢和 α 受体在不同脏器的分布密度不同，皮肤和腹腔脏器密度较高，脑组织分布密度较低，在心脏的冠状动脉密度虽然不低，但以 β 受体占优势。因此，交感神经兴奋时，皮肤和腹腔脏器血管收缩明显，而脑组织血管收缩不明显；心脏因交感神经主要经 β 受体起作用，促进心肌细胞代谢，使得腺苷等代谢产物堆积，在腺苷的作用下冠状动脉不但不收缩，反而略有舒张。因此，不同脏器对交感神经兴奋反应的不均一性，使机体血液得以重新分布，保证心、脑等重要脏器的血供，对机体具有重要的代偿意义。

（四）主要临床表现

患者因皮肤缺血表现为面色苍白、四肢湿冷；因汗腺分泌增加而出汗；因交感神经兴奋性升高使心率加快、脉搏细速；肾脏缺血导致尿量减少；由于脑血液灌流正常，患者神智清楚，但因交感神经兴奋而烦躁不安；患者血压可迅速下降（如大失血）、略降、正常甚或稍高，但由于外周阻力加大，表现为脉压差减小，因此血压下降与否，并不是判断早期休克的指标（图 10-3）。

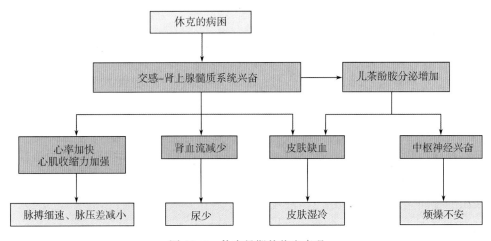

图 10-3　休克早期的临床表现

此期为休克的可逆期，如能及时消除休克的动因、控制病情发展的条件、采取恰当的治疗措施，可防止向休克期发展。

二、微循环淤血性缺氧期

微循环淤血性缺氧期又称为休克期或休克进展期、可逆性失代偿期。

（一）微循环变化的特点

微动脉收缩减轻，后微动脉、毛细血管前括约肌由收缩转为舒张，血液大量涌入真毛细血管网；微静脉和小静脉仍保持收缩，微血管壁通透性升高，红细胞及血小板聚集，白细胞黏附、贴壁嵌塞、血液浓缩、血流阻力加大，使毛细血管后阻力大于前阻力。微循环内血流缓慢，甚至淤滞（图10-4）。休克期微循环的变化特点为多灌少流，灌多于流，微循环处于淤血性缺氧状态。

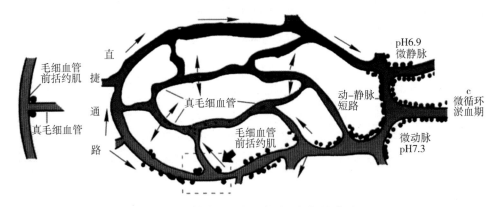

图 10-4　休克微循环淤血性缺氧期模式图

（二）微循环淤滞的主要机制

1. 酸中毒　休克早期的缺血缺氧导致组织酸性代谢产物大量堆积，引起代谢性酸中毒。此时血管平滑肌对儿茶酚胺的反应性降低，尤以微循环的动脉端更加明显。微循环动脉端开始舒张，而静脉端保持收缩状态。

2. 局部扩血管物质增多　持续缺血和缺氧造成局部扩血管物质增多，如组织缺氧可使肥大细胞释放组胺增加，使小动脉和毛细血管舒张。组胺又可使毛细血管壁通透性增加，大量血浆渗出致使血液浓缩、血浆黏度增高等血液流变学改变，进一步加重微循环障碍。随着组织细胞缺血、缺氧的加重，ATP分解产物腺苷及从细胞内释出的K^+也增多，这些物质具有较强的扩血管作用，同时造成局部组织间液的渗透压增高。此外，激肽类物质生成增多，也可造成血管扩张和毛细血管壁通透性增加。

3. 内毒素的作用　除感染性休克机体内存在内毒素外，其他类型休克肠道菌群产生的内毒素也可通过缺血的肠黏膜吸收入血，并与血液中白细胞发生反应，使之产生并释放扩血管的多肽类活性物质。内毒素还可激活凝血因子或补体系统，使毛细血管壁通透性增加。

4. 血液流变学的改变　在微循环淤滞的发展过程中起重要作用。在黏附分子介导下白细胞滚动、贴壁、黏附于内皮细胞上，加大了毛细血管的后阻力；血浆黏度增大、血细胞压积增大、红细胞聚集、血小板黏附聚集等，都可造成微循环血流变慢、血液泥化、淤滞甚至血流停止。

（三）微循环淤滞的恶性循环形成

此期微血管反应性低下，丧失参与血流调节的能力，促使整个心血管系统功能恶化，机体由代偿逐渐转向失代偿。由于微循环血管床大量开放，血液淤滞在皮肤和腹腔内脏等组织器官中，导致有效循环血量锐减，回心血量减少，心排出量和血压进行性下降。交感 - 肾上腺髓质系统的持续兴奋进一步加重了组织灌流量的减少，组织缺氧更趋严重，形成恶性循环。

综上所述，微循环淤血的根本原因是缺氧和酸中毒，两者互为因果使微循环障碍进一步发展。病程发展到此阶段，休克由代偿期进入失代偿期。

（四）主要临床表现

本期主要临床表现为：血压进行性下降、脉压小，脉搏细速，静脉充盈不良和静脉压下降；心搏无力、心音低钝；皮肤由苍白转为发绀，并出现花斑（周围循环衰竭）；尿量进一步减少甚或无尿；表情淡漠、反应迟钝。

如果在此期进行积极救治仍可使病情逆转，故又称为可逆性失代偿期，为临床抢救的关键时期。若持续时间较长，则进入休克难治期。

三、微循环衰竭期

微循环衰竭期又称为休克晚期、休克难治期、不可逆性失代偿期。

（一）微循环变化的特点

微循环严重淤滞可使微血管平滑肌麻痹，对血管活性物质反应麻痹，可引起弥散性血管内凝血及重要器官功能衰竭，甚至发生多系统器官功能衰竭，故又称微循环衰竭期。此期微循环变化特点为血管扩张，血流停止，不灌不流（图10-5）。

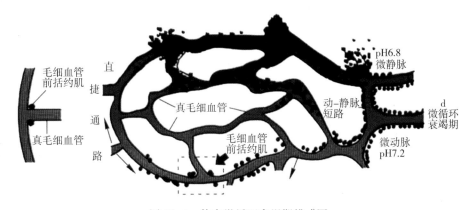

图 10-5　休克微循环衰竭期模式图

（二）微循环凝血的主要机制

休克晚期在微循环内常有广泛的微血栓形成，其促发因素有：

1.血液流变学变化 微循环淤血不断加重，血液浓缩，血流缓慢。红细胞比容增大，纤维蛋白原浓度增加，血小板和红细胞聚集，血液处于高凝状态。

2.凝血系统被激活 内皮细胞缺氧损伤后暴露胶原，启动内源性凝血系统；创伤、外伤、手术等造成大量组织损伤，启动外源性凝血系统。

3.促凝物质增多 休克动因和休克本身对机体都是一种强烈的刺激，可引起机体的应激反应，使血液中血小板和凝血因子增加，血小板黏附、聚集能力增强，促进弥散性血管内凝血（DIC）发生。

4.血栓素 A_2– 前列环素（TXA_2–PGI_2）平衡失调 TXA_2 主要由活化的血小板产生，PGI_2 由完整的内皮细胞生成。TXA_2 具有促血栓形成的作用，而 PGI_2 则抑制血栓形成。休克晚期血小板被激活，而内皮细胞却发生损伤。因此，休克晚期 TXA_2–PGI_2 平衡失调，TXA_2 生成增多而 PGI_2 生成减少，从而促进 DIC 发生。

5.单核吞噬细胞系统功能降低 休克的病因作用和休克的低灌流状态，使单核吞噬细胞系统功能降低，不能及时清除激活的凝血因子和纤维蛋白，也是促进 DIC 发生的因素。

不同类型的休克，DIC 形成的早晚不一，如感染性休克，早期即可出现 DIC；其他类型休克，一般都发生在晚期，因此 DIC 并非是休克的必经阶段。

（三）微循环衰竭的后果

在持续低血压、血流动力学障碍及细胞损伤后，内环境破坏，溶酶体释放，细胞因子及活性氧等大量产生，导致重要器官功能、代谢障碍，甚至发生多系统器官功能衰竭。

（四）临床表现

患者病情危重，血压显著降低，甚至测不出，升压药难以使血压恢复；浅静脉严重萎陷，出现循环衰竭；心音低弱，呼吸困难、表浅或不规则；少尿或无尿；若并发 DIC，则常伴有贫血、出血或瘀斑等。重要器官功能衰竭，病情迅速恶化甚至死亡。

项目三 休克时细胞代谢和器官功能改变

一、细胞的代谢变化

1.物质代谢障碍 物质代谢变化总趋势是氧耗减少，糖酵解加强，脂肪和蛋白质分解增加而合成减少。表现为一过性的高血糖和糖尿；血中游离脂肪酸和酮体增多；负氮平衡。三磷酸腺苷（ATP）生成减少和酸性产物堆积可使溶酶体膜破裂而导致细胞自溶和坏死；蛋白和酶的合成不足使细胞不能维持其正常的结构和功能。

2.能量不足、钠钾泵失灵　休克时由于ATP生成减少，细胞膜 Na^+–K^+–ATP 酶活性降低，导致细胞水肿和高钾血症。

3.酸碱平衡紊乱　休克时由于组织缺氧，细胞内无氧酵解加强，酸性物质生成增多，导致代谢性酸中毒。酸中毒又可进一步加重微循环障碍，是休克加重的重要因素。

二、重要器官功能改变

1.急性呼吸功能衰竭　严重休克患者出现进行性低氧血症和呼吸困难，称为休克肺，属于急性呼吸窘迫综合征（ARDS）的范畴。临床表现为呼吸困难进行性加重，动脉血氧分压、血氧含量均降低，明显发绀，可出现呼吸性酸中毒，肺部可闻干、湿性啰音。休克肺的病理学特征为间质性肺水肿、局部肺不张，充血、出血、微血栓及肺泡透明膜形成（由毛细血管逸出的蛋白和细胞碎片等凝成的一层膜样物，覆盖在肺泡膜表面）。这些变化导致急性呼吸衰竭甚至死亡。

2.急性肾功能衰竭　各种类型的休克常有急性肾功能衰竭，称为休克肾。临床表现为少尿或无尿、氮质血症、高钾血症及代谢性酸中毒等。临床上，尿量的变化是判断休克患者内脏微循环灌流状况的重要指标。当肾小管未坏死时，恢复肾脏血液灌流后肾功能迅速恢复，称为功能性肾功能衰竭或肾前性功能衰竭；当急性肾小管坏死时，即使肾血液灌流恢复后，肾功能难以恢复，称为器质性肾功能衰竭。

3.肝功能障碍　常继发于肺、肾功能障碍之后，但也可最先发生。早期表现为肝细胞变性和Kupffer细胞增生；晚期出现肝细胞坏死、再生，Kupffer细胞变性、坏死及炎细胞浸润。由于肝脏有强大的代偿能力，休克早期虽然有肝脏形态学异常，但实验室检查仍可正常，肝功能障碍不明显；休克晚期可出现肝功能不全和黄疸。感染性休克如发生严重的肝脏功能障碍，则死亡率较高。

4.心功能障碍　心源性休克早期即存在原发性心功能障碍，其他类型的休克早期通过机体的代偿，心功能可保持正常。随着休克的发展，心肌长时间缺血、缺氧，加之其他损害因素的影响，使心肌收缩力减弱，心功能降低，甚至发生心力衰竭。

休克时，发生心功能障碍主要与下列因素有关：①休克时血压，特别是舒张压进行性下降及心率加快使舒张期缩短，造成心肌供氧不足，心肌缺氧严重；②水、电解质酸碱平衡紊乱，使心肌收缩力减弱；③心肌微血管中DIC形成，影响心肌血液供应，引起心肌细胞损伤；④胰腺缺血坏死时，产生心肌抑制因子，强烈抑制心肌收缩；⑤细菌毒素对心肌的直接损伤作用。心功能不全是休克恶化的重要因素之一。

5.脑功能障碍　休克早期，机体通过血液重新分布，使脑组织血供得以保证。随着休克的进展，动脉血压下降，脑组织缺血、缺氧而导致一系列的神经功能损害。患者可出现神志淡漠、神志不清甚至昏迷。脑组织缺血、缺氧、酸中毒等造成血管壁通透性增高，发生脑水肿，进而出现颅内高压、甚至形成脑疝，可导致死亡。

6. 胃肠功能障碍　休克时也会出现明显胃肠功能障碍，临床主要表现为腹痛、消化不良、呕血和便血等。发生机制与下列因素有关：①休克早期由于血液重新分配，加重胃肠道缺血，造成黏膜变性、坏死或通透性升高；②胃肠黏膜微循环内淤血、微血栓形成及出血等，使黏膜水肿、糜烂，甚至形成应激性溃疡；③肠黏膜屏障功能受损，肠道内细菌毒素入血，引起肠源性内毒素血症、菌血症或败血症。

三、多器官功能障碍综合征

多器官功能障碍综合征（MODS）主要是指患者在短时间内相继或同时发生两个或两个以上系统、器官功能衰竭的临床综合征。MODS 常出现在休克晚期，是导致死亡的主要原因。其发生与器官微循环灌注障碍、创伤后的高代谢状态、缺血 – 再灌注形成的大量氧自由基损伤有关，其中感染性休克的 MODS 发生率最高。如能得到及时救治可获逆转，否则病情进一步加重，甚至死亡。

项目四　休克防治的病理生理基础

休克的防治原则应当针对引起休克的原因和休克的发病环节采取合理的预防治疗措施，以达到恢复有效的细胞、组织器官的微循环灌流量，减轻器官功能和代谢的损伤为主要目的。

一、积极处理原发病

积极采取措施处理引起休克的原发病，可以有效阻断休克的发生和病情进展。如采取输血、补充液体和电解质、止痛、止血、修复创伤、控制感染等措施。

二、治疗原则

（一）改善微循环

1. 扩充血容量　休克发病的共同规律是有效的微循环血量不足，因此，在微循环缺血性缺氧期，尽快尽早地补充血容量，提高微循环血液灌注量，改善微循环，能防止休克进展；在微循环淤血性缺氧期，补液的原则是"缺多少补多少"；对于感染性休克和过敏性休克患者，虽然无明显的失血和失液，但存在血管扩张，血容量相对不足、有效循环血量明显减少的问题，也应根据患者实际情况，采取适度补充血容量的方法。

2. 纠正酸中毒　酸中毒是加重微循环障碍、引起细胞损伤、抑制心肌收缩力、降低血管对于儿茶酚胺反应性、导致 DIC 发生及影响血管活性药物效果的主要因素。因此，纠正酸中毒能有效阻断休克进展。

3. 合理使用血管活性药物 一般原则是在休克早期，在充分扩容的基础上，应用血管扩张药物，改善微循环灌流量，改善细胞代谢；休克晚期一般应用缩血管药物，以防止容量血管的过度扩张；对于过敏性休克、神经源性休克和高排低阻型休克，以及血压过低的患者，应用血管收缩药物为主，以升高血压，维持重要器官的有效循环血量。

（二）抑制过度的炎症反应

阻断炎症细胞信号通路的活化、拮抗炎症介质的副作用或采用血液净化疗法去除血液中的炎症介质，以减轻过度的炎症反应。

（三）细胞保护

葡萄糖、胰岛素、补钾及 $ATP-MgCl_2$ 等可以改善细胞能量代谢，稳定溶酶体膜；同时应清除自由基以减轻细胞损伤。

三、器官支持疗法

针对重要器官发生的功能变化，应及时采取相应的措施，减轻器官损伤。

四、营养与代谢支持

应给予休克患者及时补充营养物质。鼓励经口进食，尽可能缩短禁食时间，以促进胃肠蠕动，维持肠黏膜屏障功能。

复习思考

简答题

1. 引起休克的原因有哪些？

2. 休克的分期及各期的发生机制如何？

3. 为什么休克早期又称为代偿期？其代偿的意义是什么？

4. 休克的不同时期，其典型的临床表现有哪些？

扫一扫，知答案

实验指导

实验一　细胞和组织的适应、损伤与修复

【实验目的】

通过实验掌握光学显微镜的用法，熟悉萎缩、肥大、脂肪变性、玻璃样变性、坏死、淤血、血栓形成、梗死的肉眼及显微镜下病变特征，了解其生理功能变化和临床表现。

【大体标本】

1. 肾盂积水　肾脏体积增大，切面可见肾盂及肾盏明显扩张，肾实质萎缩变薄，皮髓分界不清，有的标本可见肾盂出口处有结石，属于压迫性萎缩。

2. 心脏肥大（高血压性心脏病）　心脏体积增大，以左心肥大为主，切面可见左心室肥厚（正常为 0.8～1.2cm），肉柱及乳头肌增粗，左心室腔相对缩小。

3. 脂肪肝　肝脏体积略增大，包膜紧张，切面边缘较钝，略有外翻，肝组织呈淡黄色，质地均匀，有油腻感。

4. 脾玻璃样变性　脾脏被膜纤维性增厚并发生玻璃样变性，呈灰白色，似包裹了一层糖衣，故又称"糖衣脾"。

5. 脾梗死　脾脏略肿大，梗死灶呈倒三角形、灰白色、干燥、质实，边缘有明显的充血出血带。

【病理切片】

1. 横纹肌萎缩

（1）低倍镜观　萎缩的横纹肌组织、肌细胞普遍变小，胞质红染，核变小、深染、集中，有的肌细胞仅残存细条纹状，间质结缔组织与脂肪组织增多。

（2）高倍镜观　萎缩的横纹肌结构不清，横纹消失。

2. 支气管上皮鳞状上皮化生

（1）低倍镜观　肺组织、小支气管腔扩张。

（2）高倍镜观　支气管部分假复层纤毛柱状上皮黏膜消失，转变为鳞状上皮。

3. 肝脂肪变性

（1）低倍镜观　肝组织结构完好，可见肝小叶和汇管区部分肝细胞内有大小不等的圆形空泡（脂肪滴，制片时被有机剂溶解）。

（2）高倍镜观　肝细胞内空泡大小不等，空泡较大时核被挤于一边，肝血窦明显受压变窄。

【实验报告】

绘出急性化脓性阑尾炎的镜下结构简图。

实验二　局部血液循环障碍

【实验目的】

1. 通过观察各种局部血液循环障碍典型的大体标本和组织切片，掌握其病变形态。

2. 学会观察贫血性梗死标本和出血性梗死标本的区别，并说明出现这两种形态差别的原因。

【大体标本】

1. 肺动脉栓塞　肺动脉内可见血栓性栓子，标本中肺组织未见明显异常。

2. 肝淤血（槟榔肝）　肝表面被膜紧张，切面可见暗红和黄褐色互相间隔，构成与槟榔切面相似的外观（暗红色部分是淤血的肝血窦及中央静脉，黄褐色部分为发生脂肪变性的肝组织）。

3. 脾贫血性梗死　脾的切面上，可见被膜下有一梗死灶，一般呈楔形、灰白色、均匀一致、无结构，周围可见充血出血带呈暗红色（新鲜梗死灶），如为陈旧性梗死，充血出血带为棕黄色。

4. 肺出血性梗死　肺的切面有境界清楚的楔形梗死灶，其底向胸膜，梗死灶呈深红色，因肺泡内充满血液及坏死物，故变实变硬。

5. 肠出血性梗死　肠管因出血、水肿及坏死，肠壁增厚，肠管变粗、干燥、失去光泽、呈黑色。

【病理切片】

1. **肺淤血**　肺间质小静脉和肺泡壁内毛细血管明显扩张，肺泡壁略为增厚，部分肺泡腔内有少量淡红色泡沫状液体、红细胞及心力衰竭细胞。心衰细胞为圆形，胞浆丰富，其中可见许多褐色小颗粒。

2. **肝淤血**　肝小叶中央静脉及肝血窦明显扩张，充满红细胞。肝细胞索由于淤血压迫及营养不良变细，肝细胞萎缩，淤血严重处有的肝细胞甚至坏死消失。有的肝细胞发生脂肪变性。

3. **混合血栓**　切片的血管内可见多数由血小板形成的淡粉红色、细颗粒状之血小板梁，其周边染色较深，有较多的中性粒细胞附着。血小板梁之间为网状红染之纤维素，于网眼中有大量红细胞及少量白细胞。

【实验报告】

绘制并描述慢性肺淤血镜下结构图。

实验三　炎　症

【实验目的】

掌握炎症的基本病理变化；炎症的分类及各类型炎症的病变特点。

【大体标本】

1. **纤维素性心包炎（绒毛心）**　心包腔打开，可见心包膜壁脏层覆有絮状、绒毛状灰白色渗出物。

2. **细菌性痢疾（假膜性肠炎）**　结肠黏膜表面覆有一层灰白色膜状物质，部分脱落形成大小不等的表浅溃疡。

3. **宫颈息肉**　息肉游离端钝圆，表面光滑，灰白色，稍透明，突出于宫颈外口并带蒂与宫颈相连。

4. **急性化脓性阑尾炎**　阑尾肿胀变粗，浆膜面血管扩张充血，断面见阑尾壁粗糙，增厚，腔内有脓性渗出物。

【切片标本】

1. **各种炎性细胞形态**

（1）中性粒细胞　细胞核染色较深，呈分叶状，常为 2～5 个叶，分叶之间有细丝相连。胞质染成粉红色，含有许多细小、均匀、粉红色颗粒。

（2）嗜酸性粒细胞　细胞核染色较深，呈分叶状，通常为2个叶，呈"八"字形，分叶之间有细丝相连。胞质染成浅红色，含有许多粗大、均匀、橘红色颗粒。

（3）嗜碱性粒细胞　细胞核呈"S"形，染色浅，轮廓不清楚。胞质含有许多大小不等，分布不均的紫蓝色颗粒。

（4）单核细胞　细胞体积大，胞浆丰富，淡红色。细胞核染色较浅，不分叶，呈肾形、马蹄形、腊肠状，核常偏向细胞一侧。

（5）淋巴细胞　体积较小，核大而圆，深紫色，胞浆少，嗜碱性。

2. 宫颈息肉

息肉表面被覆单层柱状上皮，间质充血水肿并伴有腺体增生，同时可发现有单核细胞、淋巴细胞浸润。

3. 急性化脓性阑尾炎

阑尾黏膜上皮部分脱落，阑尾壁各层（黏膜、黏膜下层、肌层和浆膜层）均有大量中性粒细胞浸润，腔内有少许脓性渗出物。

【实验报告】

绘出急性化脓性阑尾炎的镜下结构简图。

实验四　肿　瘤

【实验目的】

观察并记录常见的肿瘤大体标本名称、病变特点；鉴别良性肿瘤与恶性肿瘤、癌与肉瘤。

【大体标本】

1. 皮肤乳头状瘤　肿瘤突出于皮肤表面。外形呈凹凸不平的乳头状，肿瘤基底部有蒂，无浸润现象。

2. 甲状腺腺瘤　肿瘤呈结节状，边界清楚，包膜完整。切面呈灰白色、实性、质地均匀，与周围腺组织分界明显，但腺组织受压萎缩。

3. 纤维瘤　肿瘤呈结节状，边界清楚，有包膜。切面呈灰白色，编织状，质地韧硬。

4. 脂肪瘤　肿瘤呈分叶状或扁圆形，包膜完整，质软，淡黄色，有油腻感。切面酷似正常脂肪组织。

5. **子宫平滑肌瘤** 子宫纵切面可见肌壁间、内膜下或浆膜下可见大小不等的球形结节，边界清楚，可无包膜。切面呈灰白色，编织状，质韧。

6. **畸胎瘤** 子宫内可见一肿瘤，结节状生长，包膜完整，切面可见由多种组织构成，内部可见有毛发及骨组织，与周围组织界限清楚。

7. **皮肤鳞状细胞癌** 皮肤表面肿物呈菜花状，有溃疡形成。切面呈灰白色，基底部宽，肿瘤组织呈蟹足状向周围组织浸润性生长。

8. **肠腺癌** 肿瘤突出于肠黏膜表面，呈蕈伞状或菜花状，表面可见坏死，肿瘤基底部较宽。切面呈灰白色，癌组织呈蟹足状向周围组织浸润，边界不清。

9. **纤维肉瘤** 肿瘤呈结节状或不规则形，可有假包膜。切面呈灰红色、细腻、鱼肉状。

10. **骨肉瘤** 骨干骺端形成梭形肿块，硬软不一。切面呈灰白色、鱼肉状，骨外膜新生的肿瘤性骨质呈放射状。

11. **恶性淋巴瘤** 肿大的淋巴结互相粘连，形成结节状肿块，质地软。切面呈灰白色、半透明、鱼肉状，可见散在灰黄色坏死灶。

12. **乳腺癌** 乳腺表面呈"橘皮样"外观，乳头凹陷。切面可见灰白色肿瘤组织呈结节状，并向周围组织中浸润性生长。癌组织也可穿破皮肤形成癌性溃疡。

13. **子宫颈癌** 病变宫颈黏膜层溃疡，结构破坏，切面观与正常组织界限不清，呈浸润状生长。

14. **肝硬化合并肝癌** 肝脏纵切面，肉眼观肝病变分两部分，大部分肝质地变硬，颗粒状外观，切面小结节状（假小叶）；另外一部分病变呈现灰白色，内部有坏死区（黑色），质硬，与硬化区界限不清（浸润性生长），肝包膜不完整。

【切片标本】

1. 皮肤乳头状瘤

（1）低倍镜观 肿瘤组织呈分支乳头结构，乳头表面由增生的鳞状上皮细胞覆盖，乳头中心为血管和纤维组织。

（2）高倍镜观 鳞状上皮细胞分化成熟，细胞层次增多，可见角化，基膜完整。间质内可见少量淋巴细胞浸润。

2. 皮肤鳞状细胞癌

（1）低倍镜观 癌细胞排列成条索状或片状的癌巢，与间质分界清楚。

（2）高倍镜观 低分化癌细胞异型性明显，细胞大小不等，核大深染，核分裂象多见，可见病理性核分裂象。高分化鳞状细胞癌癌细胞具有鳞状细胞的一些特征，癌巢中央可见红染层状的角化珠，即"癌珠"。

3. 纤维瘤

（1）低倍镜观　肿瘤实质形成束状呈编织状排列，间质为少许的血管和疏松结缔组织。

（2）高倍镜观　瘤细胞分化好，似正常的纤维细胞，呈长梭形。核梭形、两端尖。胶原纤维数量不等。

4. 纤维肉瘤

（1）低倍镜观　瘤细胞弥漫分布，间质内胶原纤维少，血管丰富。

（2）高倍镜观　分化好者，瘤细胞大小较一致，呈长梭形，核肥大，染色质较粗，可见核分裂象；分化差者，瘤细胞呈短梭形，核分裂象易见，可见病理性核分裂象。

【实验报告】

1. 记录大体标本名称及其辨认要点。

2. 绘制光镜下皮肤鳞状细胞癌（高分化及低分化）病理图像，并描述其观察要点。

实验五　各系统常见疾病

【实验目的】

通过实验认识各系统常见疾病的大体形态学特征，借助显微镜辨认其病变特征。

【大体标本】

1. 主动脉粥样硬化　主动脉内膜凹凸不平，可见许多黄白色斑点条纹、蜡滴样纤维斑块、粥样斑块突起，大小形状不规则，尤以动脉分支开口处明显，部分斑块表面破溃，有溃疡形成。

2. 冠状动脉粥样硬化　心冠状动脉壁不均匀增厚、僵硬，横切面可见灰黄色斑块向腔内突起，管腔呈明显偏心性狭窄。

3. 心肌梗死　在心室壁可见灰白色病死病灶，形状不规则，边界清晰。

4. 高血压性心脏病　心脏体积增大，重量增加，左心室壁明显肥厚，乳头肌增粗，瓣膜透明无病变。

5. 高血压性肾脏病　肾体积变小，重量减轻，质地变硬，表面轻微凹凸不平，呈颗粒状，切面皮质变薄，皮质、髓质交界不清。

6. 风湿性心内膜炎　心脏二尖瓣（或）主动脉瓣瓣膜闭锁缘上一排串珠样排列、粟粒大小（直径 1～2mm）、灰白色、半透明的疣状赘生物。该赘生物与瓣膜连接紧密，不易脱落。

7. **慢性心瓣膜病** 瓣膜增厚、变硬、卷曲、缩短、瓣叶间相互粘连，房室瓣狭窄，呈"鱼口状"外观。

8. **大叶性肺炎（灰色肝样变期）** 病变肺叶肿胀（边缘外翻），色灰黄干燥，切面粗糙呈颗粒状。

9. **小叶性肺炎** 肺表面及切面上可见散在芝麻大至黄豆大小灰黄色病灶，病灶边缘模糊，与正常组织之间界限不清。病灶之间尚可见较正常的肺组织，支气管改变不明显。

10. **胃溃疡** 病变胃黏膜表面见一个圆形或卵圆形溃疡，溃疡较深，直径多不超过2cm，边缘整齐，底部平坦，表面有少量灰黄色渗出物。溃疡周围胃黏膜粗糙，向溃疡集中，皱襞呈放射状。

11. **肝硬化** 肝脏体积缩小，质地坚硬，表面呈颗粒状或小结节状，结节大小较一致，最大结节直径不超过1.0cm。切面见小结节周围为纤维组织条索包绕，其间隔较窄且较一致。

12. **急性弥漫性增生性肾小球肾炎** 肾脏肿大，表面光滑，呈红褐色，又称大红肾。肾脏表面及切面可见多数针尖大小的出血点，又称蚤咬肾。切面皮质增厚，皮髓质界限清楚。被膜紧张易剥离。

13. **弥漫性硬化性肾小球肾炎** 肾脏体积明显缩小，颜色苍白，质地坚实变硬，表面呈弥漫性细颗粒状。切面可见肾皮质因萎缩而变薄，纹理模糊不清。皮髓质界限不清，肾盂周围脂肪组织增多。

【切片标本】

1. **主动脉粥样硬化** 病变表层为纤维组织，常发生玻璃样变性。深层为粉染粥样坏死物，其中有许多针状或菱形空隙（胆固醇结晶处），可见少量钙盐（蓝染颗粒状）沉着。边缘和底部可见肉芽组织生长，少量淋巴细胞和泡沫细胞。

2. **冠状动脉粥样硬化** 动脉内膜不规则增厚，增厚处纤维组织增生，玻璃样变，增厚内膜下有片状粥样坏死灶，内可见胆固醇结晶和少量钙盐沉积。

3. **高血压病肾脏** 大量肾小球萎缩、纤维化及玻璃样变，所属的肾小管萎缩甚至消失，相对病变轻的肾小球和肾小管代偿性肥大，肾小管腔内可见红染的蛋白管型，间质可见纤维组织增生和淋巴细胞浸润，肾动脉有玻璃样变，动脉壁增厚，管型狭窄。

4. **风湿性心肌炎** 心肌间质的血管周围有成簇风湿细胞构成风湿小体。风湿小体中心有少量伊红色、碎块状、纤维素样坏死物质，周边有风湿细胞。风湿小体边缘有淋巴细胞、单核细胞浸润，心肌本身变化不明显。

5. **大叶性肺炎**

（1）**低倍镜观** 切片中肺泡腔内充满大量炎性渗出物，主要为纤维素、中性白细胞或

（和）红细胞及单核细胞，肺泡壁结构完整。

（2）高倍镜观　多数肺泡腔充满纤维素和中性白细胞及少量单核细胞，部分中性白细胞变性坏死（灰色肝样变期）；部分肺泡腔内充满大量纤维素及红细胞，肺泡壁毛细血管扩张充血（红色肝样变期）。小叶间隔充血、出血及水肿，并有少量浸润。

（3）部分切片取到胸膜，可见胸膜稍增厚，血管扩张充血，有少量中性白细胞浸润，表面有纤维素渗出（纤维素性胸膜炎），部分见机化。

6. 小叶性肺炎

（1）低倍镜观　病变部位的细支气管及所属肺泡内均可见大量炎性渗出物。

（2）高倍镜观　病变细支气管管腔内可见大量中性白细胞渗出，病变严重者细支气管黏膜上皮细胞变性、坏死、脱落；肺泡腔内可见大量渗出的中性白细胞及脱落的肺泡上皮细胞，肺泡壁毛细血管扩张充血。

7. 慢性胃溃疡　溃疡部黏膜及黏膜下组织缺损，肌层亦有破坏。溃疡底部呈典型的四层结构：第一层为纤维蛋白及中性粒细胞等组成的渗出层；第二层为红染、较致密、无结构的坏死组织层；第三层为新生毛细血管、成纤维细胞及较多炎细胞构成的肉芽组织层；第四层为致密的胶原纤维瘢痕层。溃疡周边黏膜增厚，腺体增生。

8. 肝硬化　正常肝小叶结构破坏，由广泛增生的纤维组织将肝小叶或肝细胞再生结节分割包绕成大小不等、圆形或椭圆形的肝细胞团，即假小叶。假小叶内肝细胞索排列紊乱，小叶中央静脉缺如、偏位或有两个以上，有时包绕有汇管区。

9. 弥漫性硬化性肾小球肾炎（慢性肾炎）　大部分病变肾小球纤维化和玻璃样变并相对集中、靠拢。所属肾小管也萎缩甚至消失，被增生的纤维组织所代替，有较多淋巴细胞浸润。残存的肾单位代偿性肥大扩张。间质小动脉管壁增厚，管腔变小，内膜纤维化，纤维组织增生。

【实验报告】

1. 描述心肌梗死、高血压性心脏病、高血压性肾脏病、大叶性肺炎、胃溃疡、肝硬化、急性弥漫性增生性肾小球肾炎的肉眼观察大体形态。

2. 绘制主动脉粥样硬化、风湿性心肌炎、大叶性肺炎、胃溃疡、肝硬化、急性弥漫性增生性肾小球肾炎的显微镜下病理变化图（选择其一）。

附　录

病理学检验技术

一、组织切片的一般制作方法

（一）石蜡切片

1. 目的要求　以石蜡包埋、苏木精 – 伊红（HE）染色为基础，介绍组织切片制作的一般过程及基本原理，使同学们了解切片是整体组织的一个平面，切片中各种组织及细胞结构可被染上不同的颜色，并使同学们懂得每张切片都是花费很大的人力、物力才完成的，应珍惜、爱护。

2. 制作方法

（1）取材　从人体或动物身上取出所需要的器官材料。材料要求新鲜。材料截面大小一般为 1.5cm×1.5cm×0.3cm。

（2）固定　将取出的材料立即投入固定液内，目的是防止组织腐烂和自溶，使它保持原有的结构。常用的固定液有 10% 甲醛、Bouin 氏液等。固定时间需 3 ～ 12 小时。

（3）石蜡包埋

1）脱水：从低浓度乙醇逐渐递升到高浓度乙醇浸泡，即在 50%、70%、80%、95% 乙醇中各放置 2 ～ 4 小时，因 100% 乙醇有脆化组织的作用，故放置时间不宜太长，放置 2 ～ 3 小时即可。然后放入二甲苯加乙醇内浸泡半小时。

2）透明：放入二甲苯中，直至标本透明为止，时间约 30 分钟。

3）浸蜡：将材料移至二甲苯加石蜡内，放入 60℃温箱内，时间约 30 分钟，然后移入石蜡Ⅰ、Ⅱ、Ⅲ，使石蜡逐渐透入组织。

4）包埋：将溶解的石蜡倒入金属矿或纸盒内，然后将浸蜡组织埋于金属框中央，待冷却后即成坚硬的蜡块；

（4）切片　将标本蜡块装在切片机上，切成 5 ～ 7μm 的薄片，然后把切片放在温水皿中展开。

将展开的组织切片移在载玻片上，放在40℃温箱中30～45分钟，烘干。

（5）染色

1）脱蜡：将切片放入二甲苯内5～10分钟；

2）脱二甲苯：依次置100%、95%、80%、70%乙醇中，依次放置5分钟，然后移入蒸馏水中。

3）苏木精染色：Harris 氏苏木精液染细胞核10分钟，再用0.5%盐酸乙醇分色，约1～3秒，流水冲洗1～2秒。

4）伊红染色：0.5%饱和乙醇伊红溶液浸泡1～3分钟，染细胞质，自来水冲洗1～2秒。

5）透明：85%、95%、100%乙醇Ⅰ、100%乙醇Ⅱ，各置3～5分钟。

（6）封片　切片上滴以中性树胶，覆上盖玻片，标本即可长期保存。

3. 染色结果　细胞核被染成蓝紫色，细胞质被染成红色。

（二）冷冻切片

快速冰冻切片根据冰冻切片机的不同可分为：恒温箱冰冻切片机、半导体冰冻切片机，二氧化碳冰冻切片机。

以临床最常用的恒温箱冰冻切片机为例简述其过程

1. 取材　未能固定的组织取材，不能太大、太厚，厚者冰冻费时，大者难以切完整，最好为24mm×24mm×2mm。

2. 组织速冻　取出组织支撑器，放平摆好组织，周边滴上包埋剂，速放于冷冻台上冰冻。小的组织应先取一支撑器，滴上包埋剂让其冷冻，形成一个小台后，再放上细小组织，滴上包埋剂。

3. 切片　将冷冻好的组织块，夹紧于切片机持承器上，启动粗进退键，转动旋钮，将组织修平。厚度根据不同的组织而定，原则上是细胞密集的薄切，纤维多、细胞稀的可稍微厚切，一般为5～10μm。用毛笔将切片展开于载玻片。

4. 快速染色　置入恒冷箱的固定液中固定1分钟后即可进行HE染色。

二、细胞学检查技术

细胞学检查包括脱落细胞学和针吸细胞学，主要用于防癌普查等。脱落细胞学的标本主要包括痰、胸腹水、尿液、脑脊液、支气管刷片、宫颈刮片等；针吸细胞学利用细针穿刺病灶吸取病变部位细胞。细胞学检查简便易行，费用低。

（一）标本采集

尽量取得足够供诊断的细胞成分，及时快速送检，绝对避免污染。

（二）涂片制备

最常用的方法是涂抹法。常用棉签棒、针头或吸管均匀涂抹在载玻片上；小滴状标本适用于拉片法，两张玻片反向拉开；穿刺细胞和体液标本可用推片法；新鲜组织标本切开后可轻压切面称印片法。

（三）涂片的固定

首选 95% 乙醇，其次有乙醇、乙醚、Camoy 液，固定时间不短于 15 分钟，最好在 48 小时内染色。

（四）细胞染色

1. 苏木精伊红染色法（HE 染色）

（1）苏木精染色液内 30～60 秒，流水冲洗 5～10 秒；

（2）1% 盐酸 - 乙醇液中 1～3 秒，流水冲洗 10～15 分钟；

（3）0.5% 伊红液染色 1～2 分钟，蒸馏水洗 1～2 分钟；

（4）依次放入 80% 的乙醇 1～2 分钟，95% 的乙醇 1～2 分钟，无水乙醇 I 1～2 分钟，无水乙醇 II 1～2 分钟；

（5）苯酚 - 二甲苯 2～3 分钟，二甲苯 I 2～3 分钟，二甲苯 II 2～3 分钟；

（6）中性树胶封固。

2. 巴氏染色法

（1）将固定好的涂片置于苏木精染色液内 5–10 分钟，流水冲洗 1 分钟，1% 盐酸 - 乙醇液内 1～3 秒，流水冲洗 1 分钟；

（2）依次放入 70% 的乙醇 1～2 分钟,80% 的乙醇 1～2 分钟,95% 乙醇 I 1～2 分钟；

（3）橙黄 –G^6 3～5 分钟；

（4）95% 乙醇 I、II 缸各洗 1 分钟；

（5）EA^{36} 或 EA^{50} 5 分钟；

（6）95% 乙醇 I、II 缸各洗 1 分钟；

（7）无水乙醇 I、II 各 1 分钟；

（8）二甲苯 I、II 各 1 分钟；

（9）中性树胶封固。

主要参考书目

1. 姜元庆 . 病理检验技术 . 北京：人民卫生出版社，2002.

2. 周庚寅 . 组织病理学技术 . 北京：北京大学医学出版社，2006.

3. 赵莹，唐军民 . 形态学实验技术 . 北京：北京大学医学出版社，2008.

4. 王建中，黄光明 . 病理学基础 . 北京：科技出版社，2012.

5. 王建枝，殷莲华 . 病理生理学 . 8 版 . 北京：人民卫生出版社，2013.

6. 刘红 . 病理学 . 2 版 . 北京：科学出版社，2014.

7. 陈命家，丁运良 . 病理学与病理生理学 . 3 版 . 北京：人民卫生出版社，2014.

8. 鲜于丽，周春明 . 病理学与病理生理学 . 北京：人民卫生出版社，2014.

9. 周洁 . 病理学与病理生理学 . 北京：科学出版社，2014.

10. 杨怀保 . 病理学基础 . 北京：中国中医药出版社，2015.

11. 李玉林 . 病理学 . 8 版 . 北京：人民卫生出版社，2015.

12. 张军荣，杨怀宝 . 病理学基础 . 3 版 . 北京：人民卫生出版社，2015.

13. 张军荣，李夏 . 病理学与病理生理学 . 北京：人民卫生出版社，2016.

14. 王谦 . 病理学基础 . 北京：中国中医药出版社，2016.

15. 汤晴，黄春 . 病理学与病理生理学 . 北京：中国中医药出版社，2016.

16. 刘春英 . 病理学 . 北京：中国中医药版社，2016.

17. 黄玉芳 . 病理学 . 10 版 . 北京：中国中医药出版社，2016.

18. 马跃荣，苏宁 . 病理学 . 2 版 . 北京：人民卫生出版社，2016.

19. 张军荣 . 病理学基础 . 2 版 . 北京：人民卫生出版社，2016.

20. 黄玉芳，刘春英 . 病理学 . 4 版 . 北京：中国中医药出版社，2016.